主动健康

抗衰防跌倒

主　编　于普林　王淑君
副主编　周白瑜　刘尚昕　辛美哲

U0242231

中国轻工业出版社

图书在版编目（CIP）数据

主动健康：抗衰防跌倒 / 于普林，王淑君主编. —北京：
中国轻工业出版社，2024.11

ISBN 978-7-5184-4253-9

Ⅰ.①主… Ⅱ.①于… ②王… Ⅲ.①猝倒—预防
（卫生）—中老年读物 Ⅳ.① R592.01-49

中国国家版本馆 CIP 数据核字（2023）第 040188 号

责任编辑：何　花　　责任终审：李建华　　设计制作：锋尚设计
策划编辑：何　花　　责任校对：晋　洁　　责任监印：张京华

出版发行：中国轻工业出版社（北京鲁谷东街5号，邮编：100040）

印　　刷：艺堂印刷（天津）有限公司

经　　销：各地新华书店

版　　次：2024年11月第1版第2次印刷

开　　本：710×1000　1/16　印张：10

字　　数：100千字

书　　号：ISBN 978-7-5184-4253-9　定价：49.80元

邮购电话：010-85119873

发行电话：010-85119832　010-85119912

网　　址：http://www.chlip.com.cn

Email：club@chlip.com.cn

序

　　健康是衡量老年人晚年生活是否幸福的重要指标。为了提高老年人健康水平，延长老年人健康寿命，我国很早就提出了"健康老龄化"的目标。健康教育是促进并实现健康老龄化的重要一环。近十年来，我国深入开展健康中国行动，努力提升国民健康素养，引导大众通过关注自身、改变行为来促进健康，让健康教育成为远离疾病的良方。

　　跌倒是我国 65 岁以上老年人因意外伤害死亡的首位原因。年龄越大，发生跌倒的风险越高。可以说，跌倒是老年人的一大隐形杀手，降低了老年人的生活质量，也给其家庭和社会带来沉重的经济负担。不过，老年人跌倒大多时候是可以预防和控制的。日常生活中引起跌倒的危险因素诸多，主动采取科学防控举措，可以有效降低跌倒的发生率，减轻跌倒所致伤害的严重程度。老年朋友们应该主动学习、掌握防跌倒知识，学以致用，调动自身主动健康、自我保健的积极性，做自己健康的第一责任人。只有践行科学生活方式，主动规避引起跌倒的危险因素，增强防跌倒的意识，才能更好地获得健康、守护健康。

我很高兴看到《主动健康 抗衰防跌倒》一书即将出版，它是一本实用的老年健康科普作品，为老年人带来了有效预防跌倒的科学建议，为保障老年人的健康晚年生活带来希望。本书以科学的论述和贴近生活的语言、生动形象的图片，不仅深入浅出地阐述了老年人跌倒的危害和危险因素，而且从增强营养、科学运动、预防慢病、科学布置室内外环境、增强主动健康的意识等方面提出了诸多科学实用的防跌倒建议。它实用性强，图文并茂，适合每一位追求健康的中老年人阅读、学习、实践。谨以此序祝贺本书与读者见面。

中国科学院院士 陈可冀

2023 年 2 月于北京

前　言

　　当前，我国已进入老龄化社会，截至 2021 年底，60 岁及以上人口为 2.67 亿人，占全国人口的 18.9%；65 岁及以上人口突破 2 亿，占全国人口的 14.2%。随着我国人口老龄化进程加快，老年人口的比例显著提升，老年人的各种健康、安全问题纷至沓来。其中，跌倒已经成为我国 65 岁以上老年人意外伤害死亡的首位原因。

　　老年人跌倒发生率高，因而容易被忽视，但其造成的后果严重。目前，我国每年有约 4000 万老年人会至少发生一次跌倒，产生的直接医疗费用高达 50 亿元人民币。老年人跌倒的发生率随年龄增长而显著增加，从 65 岁的 30% 上升至 80 岁的 50%；也就是说，在 80 岁的老年人群体里，近乎一半的人有跌倒的经历。跌倒严重影响老年人身心健康、日常活动及独立生活能力，还会导致医疗服务费用增加。无论对个人、家庭还是社会、国家而言，跌倒的代价都是巨大的。

　　老年人跌倒是可以预防和控制的。跌倒的发生与衰老、疾病、药物、环境等多方面因素有关，针对引起跌倒的诸多危险因素采取科学防控措施，可以有效降低老年人跌倒的发生率，减轻跌倒所致伤害的严重程度。

本书旨在从引起老年人常见的跌倒因素入手，通过介绍包括增强营养以强肌健骨，科学锻炼以提高平衡能力，选择合适的鞋袜，正确看待衰老，保持良好心态，加强健康教育，提高防跌倒意识，养成良好行为习惯，消除环境中的跌倒隐患，适当使用辅助工具等多项预防老年人跌倒的有效方法，提高老年人对跌倒的重视程度，鼓励老年人积极采取对跌倒的防控措施，从而避免跌倒的发生。

愿每一位老年人都能拥有健康平稳的晚年生活！

目　录

Part 3
抗衰防跌，怎么吃

Part 4
抗衰防跌，怎么动

Part 5
跌倒是可以预防的

Part 6
发生跌倒，怎么办

Part 1

测一测，您的跌倒风险有多高

    您知道吗？在日常生活中，跌倒已经成为威胁老年人健康的重大问题，在我国老年人伤害发生原因中位居首位。对老年人跌倒风险进行早期评估，同时对引起跌倒的潜在因素积极干预，将有助于降低跌倒的发生，减轻跌倒所致伤害的严重程度。

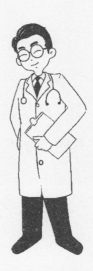

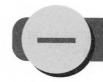

一　老年人跌倒风险筛查自评

所有老年人都应该接受跌倒风险的筛查，在家就可以进行简单的自评。

1
过去1年发生过跌倒

2
自我感觉走路或站立时不稳

3
害怕跌倒

若满足以上其中一条，就提示您有跌倒风险，应尽早去医院，请老年医学科或骨科的专业医生进行系统的跌倒评估。

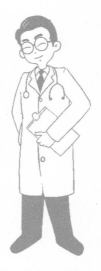

二　老年人跌倒风险等级评估

　　通过评估下述项目，可对有跌倒风险的老年人进行风险等级评估，符合某一项情况计后面相应的分值，不符合计0分，根据总计得分情况，判断跌倒风险等级。

跌倒史

有跌倒史【2分】

因跌倒住院【3分】

运动

步态异常【3分】
（注：步态异常是指步态不同于常人，如蹒跚步态、慌张步态、间歇性跛行、偏瘫步态、醉酒步态等）

穿戴假肢【3分】

行走需要辅助设施【3分】

行走需要旁人协助【3分】

自控能力

大便/小便失禁【1分】

大便/小便频率增加【1分】

保留导尿【1分】

睡眠状况

多醒【1分】

失眠【1分】

夜游症【1分】

精神不稳定状态

谵妄【3分】

阿尔茨海默病【3分】

兴奋/行为异常【2分】

意识恍惚【3分】

感觉障碍

视觉受损【1分】

听觉受损【1分】

感觉性失语【1分】
（注：感觉性失语是指不能理解自己和他人言语的意思，但自身有语言表达能力）

其他情况【1分】

（如肢体麻木式疼痛、走路时踩棉花感等）

用药史

新使用以往未用过的药物【1分】

心血管药物【1分】

降压药【1分】

镇静、催眠药【1分】

药物/乙醇戒断治疗【1分】

糖尿病用药【1分】

抗癫痫药【1分】

麻醉药【1分】

其他【1分】

相关病史

神经系统疾病【1分】

骨质疏松症【1分】

骨折史【1分】

低血压【1分】

药物/乙醇戒断【1分】

缺氧症【1分】

年龄80岁及以上【3分】

总分：_____分

跌倒风险等级：

1～2分为低危

3～9分为中危

10分及以上为高危

中高危风险人群必须采取积极的跌倒防护措施。

三　老年人平衡能力评估

　　老年人平衡能力测试表用于评估老年人的平衡能力和跌倒的风险。平衡能力测试包括三部分，即静态平衡能力测试、姿势控制能力测试和动态平衡能力测试。测试后将各个测试项目的得分相加得到总分，根据总分来判断平衡能力和跌倒的风险。

1 静态平衡能力测试

2 姿势控制能力测试

3 动态平衡能力测试

静态平衡能力测试

　　静态平衡能力测试包括4个动作。测试者原地站立，按描述内容做动作，尽可能保持姿势，根据每个动作保持姿势的时间长短评分。

1 双脚并拢站立

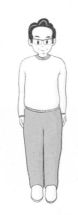

双脚同一水平并列靠拢站立，双手自然下垂，保持姿势尽可能超过 10 秒钟。

0 分：≥ 10 秒

1 分：5～9 秒

2 分：0～4 秒

2 双脚前后位站立

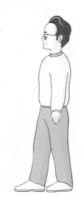

双脚成直线一前一后站立，前脚的后跟紧贴后脚的脚尖，双手自然下垂，保持姿势尽可能超过 10 秒钟。

0 分：≥ 10 秒

1 分：5～9 秒

2 分：0～4 秒

3 **闭眼双脚并拢站立**

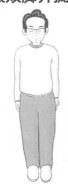

闭上双眼，双脚同一水平并列靠拢站立，双手自然下垂，保持姿势尽可能超过 10 秒钟。

0 分：≥ 10 秒

1 分：5～9 秒

2 分：0～4 秒

4 **不闭眼单腿站立**

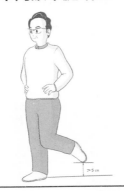

双手叉腰，单腿站立，抬起脚离地 5 厘米以上，保持姿势尽可能超过 10 秒钟。

0 分：≥ 10 秒

1 分：5～9 秒

2 分：0～4 秒

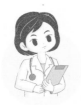

温馨提示 在做闭眼练习或测试时应确保周围环境的安全，旁边应有人保护，以免不慎跌倒。

姿势控制能力测试

姿势控制能力测试包括4个动作。测试者按描述内容做动作，按每个动作的难度和完成质量评分。

① 由站立位坐下

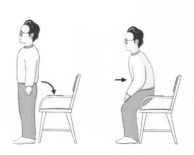

选择一把带扶手的椅子，站在椅子前面，弯曲膝盖和大腿，轻轻坐下。

0分：能够轻松坐下而不需要扶手

1分：能够自己坐下，但略感吃力，需尝试数次或扶住扶手才能完成

2分：不能独立完成动作

② 由坐姿到站立

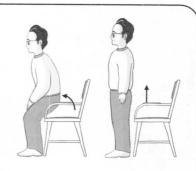

选择一把带扶手的椅子，坐在椅子上，靠腿部力量站起。

0分：能够轻松起立而不需要扶手

1分：能够自己起立，但略感吃力，需尝试数次或扶住扶手才能完成

2分：不能独立完成动作

3 **由站立位蹲下**

站在椅子旁，双脚分开站立，与肩同宽，弯曲膝盖下蹲。

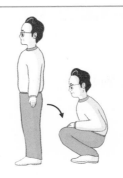

0 分：能够轻松蹲下而不需要借助外力

1 分：能够自己蹲下，但略感吃力，需尝试数次或扶住固定物体才能完成

2 分：不能独立完成动作

4 **由下蹲姿势到站立**

由下蹲姿势靠腿部力量站起。

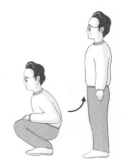

0 分：能够轻松起立而不需要借助外力

1 分：能够自己起立，但略感吃力，需尝试数次或扶住固定物体才能完成

2 分：不能独立完成动作

动态平衡能力测试

　　设定一个起点，测试者往前直线行走10步左右，转身再走回到起点，根据动作完成的质量评分。动态平衡能力测试共从8个方面来测评。

1 起步

0分：能立即迈步出发，不犹豫

1分：需要想一想或尝试几次才能迈步

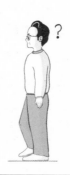

2 步高

0分：脚抬离地面，干净利落

1分：脚拖着地面走路

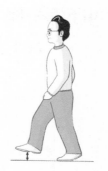

③ 步长

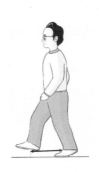

0 分：每步跨度长于脚长

1 分：不敢大步走，走小碎步

④ 脚步的匀称性

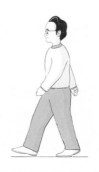

0 分：步子匀称，每步的长度
和高度一致

1 分：步子不匀称，时长时短，
一脚深一脚浅

⑤ 步行的连续性

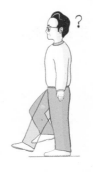

0 分：连续迈步，中间没有停顿

1 分：步子不连贯，有时会出现
停顿或犹豫

6 **步行的直线性**

0分：能沿直线行走

1分：不能走直线，偏向一边

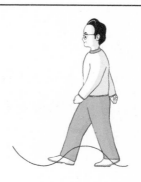

7 **走动时躯干平稳性**

0分：躯干平稳，不左右摇晃

1分：摇晃或手需向两边伸开
以保持平衡

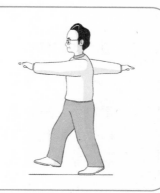

8 **走动时转身**

0分：躯干平稳，转身连续，
转身时步行连续

1分：摇晃，转身前需停步或
转身时脚步有停顿

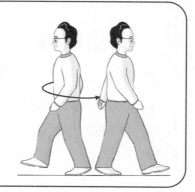

平衡能力评估总评分标准

0分：平衡能力很好。

1~4分：平衡能力尚可，但已经开始降低，跌倒风险增大。

5~16分：平衡能力不良，跌倒风险较大，高于一般老年人群。

17~24分：平衡能力较差，很容易跌倒造成损伤。

专家建议

0分：建议做稍微复杂的全身练习并增加一些力量性练习，增强体力，提高身体综合素质。

1~4分：在日常锻炼的基础上，建议增加一些提高平衡能力的练习，如单腿跳跃、倒走、太极拳和太极剑等。

5~16分：建议针对平衡能力做一些专门练习，如单足站立练习、沿直线行走、侧身行走等，适当增加一些力量练习。

17~24分：建议不要因为平衡能力的降低就刻意限制自己的活动。一些力所能及的简单运动，如走楼梯、散步、坐立练习、沿直线行走等，都可提高自身平衡能力。也可在医生的指导下做一些康复锻炼。运动时最好有家人在旁边监护，以确保安全。同时，还应该补充蛋白质、维生素D、钙，必要时选择合适的拐杖辅助行走。

Part 2

听书，扫一扫

老年人为什么容易跌倒

　　老年人发生跌倒通常不是由单一因素所致，而是多种因素相互作用的结果。这些危险因素不仅包括衰老引起的功能减退、疾病、心理等内在因素，也包括昏暗的灯光、湿滑的路面、台阶不平、障碍物、不合适的鞋子等外在因素，老年人可享受到的医疗资源多少、是否独居等社会经济因素也与跌倒发生情况有关。老年人具有的跌倒危险因素越多，跌倒的风险就越大。

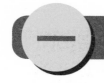

一 老年人跌倒不是小事

跌倒是我国65岁以上老年人因意外伤害死亡的首位原因。

因受伤到医疗机构就诊的老年人中，一半以上是因为跌倒。

老年人发生创伤性骨折的主要原因是跌倒。

年龄越大，发生跌倒及因跌倒而受伤或死亡的风险越高。

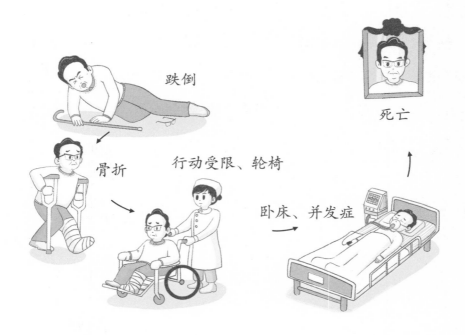

跌倒

骨折

行动受限、轮椅

卧床、并发症

死亡

老年人跌倒可致各种损伤

1 老年人跌倒最常见的损伤包括轻微划伤、擦伤、瘀伤和扭伤。

2 约有 5% 的老年人会发生严重软组织损伤，包括关节积血、脱位、扭伤等。

3 另有 5% 的老年人会发生骨折，包括股骨、手臂、肋骨、髋部等部位的骨折。

老年人跌倒时，易发生骨折的部位是股骨颈和股骨粗隆间、腕部、桡骨远端、脊柱等，其中最严重的是髋部骨折。髋部骨折后，许多人的腿部再也不能像从前那样灵活。因跌倒导致髋部骨折而住院的老年人，住院时间长、费用高、期望寿命缩短，生活质量显著下降，严重者会卧床不起、失能甚至死亡。由于老年人髋部骨折预后差、恢复慢，同时很容易遭受术后并发症的困扰，老年人髋部骨折后一年内死亡率高达20%～50%，因此被称为"人生最后一次骨折"。

老年人跌倒可导致因伤住院或长期卧床

在65岁以上因伤住院的人中，跌倒是最主要原因。跌倒后需要住院治疗的常见原因包括股骨头骨折、腿部其他部位骨折、桡骨骨折、手臂其他部位骨折以及颈部和躯干骨折。如果骨折发生在大腿或腰椎等部位，严重者会直接导致老年人无法站立，甚至必须在相当长一段时间内卧床。

老年人长期卧床可能会引起诸多严重后果。

1 完全卧床超过半个月，骨骼韧带的强度便会大幅下降，而且难以恢复到原有水平。

2 疼痛与静卧会导致肌肉萎缩，骨质疏松加重。

3 卧床期间看护不周、没有定期改变体位，还可能引发褥疮。糖尿病患者或存在凝血障碍者可能导致褥疮伤口难以愈合。

4 老年人长期卧床导致的血糖／血压难以调控、骨质和肌肉流失、心肺功能减退、肺部感染、静脉血栓形成等都会影响其后续康复，甚至引起失能和死亡等严重后果。

因此，跌倒可以说是老年人的一大隐形杀手。

"长躺"

跌倒之后躺在地上超过1小时，称为"长躺"。

"长躺"往往是由衰弱、严重疾病和社会隔离等因素引起。老年人跌倒后躺在地上，除因身体损伤无法站起外，有些可能是由于肌无力，无法支撑身体，在没有帮助的情况下无法从地上站起来。

研究表明，1小时以上的"长躺"可导致延迟救治、脱水、低温、肺炎甚至死亡，其后果不容忽视。

害怕跌倒

1 跌倒往往对老年人产生严重的心理影响。经常跌倒的老年人很可能因为害怕再次跌倒而丧失自信心，减少活动量，特别是那些跌倒后需要别人帮助才能站起来的老年人。即使是那些偶然跌倒并没有受伤的老年人，也可能因为跌倒的经历而丧失自信，变得犹豫不决，或喜欢固定地待在一个地方，减少活动，进而丧失活动能力及独立自理能力。

2 活动减少常常导致骨骼肌萎缩、走路不稳，更容易发生跌倒，从而形成恶性循环。加之老年人深居简出，晒太阳的机会减少，体内维生素 D 缺乏，从而加速骨质疏松的发展，导致肌力降低，跌倒的危险性增加。

可以这么认为，害怕再次跌倒会降低老年人的活动能力和灵活性以及独立性。而这种对自身平衡能力的信心下降反过来又会促使老年人平衡功能的下降和自我行动能力受限，从而导致跌倒的危险进一步增加。

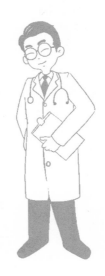

医疗费用

在我国，65岁及以上老年人中每年约有4000万人发生跌倒，其中40%～70%因跌倒摔伤需要就医，每万人中有8位老年人会因跌倒产生的损伤而过早死亡。治疗跌倒所致损伤的医疗费用巨大，包括门诊、住院的医疗费用以及后续相关护理和康复费用等，给老年人个人、家庭、社会、国家都会造成严重的经济负担。

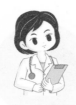

小贴士

哪些老年人是跌倒的高危人群？

· 年龄大于70岁的老年人

· 独居老年人

· 衰弱的老年人

· 失能和半失能的老年人

· 新近出院的老年人

· 过去曾发生过跌倒的老年人

· 步态不稳的老年人

· 有视听障碍的老年人

· 患有贫血或体位性低血压的老年人

· 营养不良的老年人

· 有睡眠障碍的老年人

· 有肢体活动功能障碍的老年人

· 有意识障碍的老年人（失去定向感、躁动混乱等）

· 多药合用的老年人

衰老引起的跌倒不容忽视

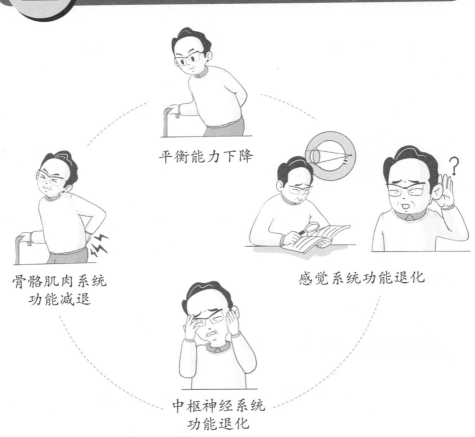

平衡能力下降

感觉系统功能退化

骨骼肌肉系统功能减退

中枢神经系统功能退化

衰老与跌倒密切相关

引起跌倒的因素很多。对于病理因素如帕金森病、脑卒中、脑梗死、小血管缺血性病变等引起的跌倒，已经引起大家的关注。然而生理因素中由于人体衰老引起的跌倒，往往易被忽视。

随着年龄的增长，老年人会出现骨质疏松、肌力下降，韧带功能变差、肢体僵硬等一系列身体问题；常发生感知觉系统障碍，如视力下降、听力减退、对外界的感知变差等；反应能力也大大减退。因此，步履蹒跚、反应迟钝成为人体衰老的重要表现。

行走看似简单，但它是一个受认知功能、感知觉功能、心肺功能、平衡功能以及骨骼肌肉系统多方调控的过程，任何一方面功能的下降，都会导致运动能力减退，容易引起意外跌倒甚至失能的发生。

老年人与跌倒相关的生理状态变化主要表现在以下方面。

步态和平衡功能

步态紊乱和平衡功能下降是老年人身体各项功能下降综合作用的结果，会随年龄增加而不断下降。

有时候，老年人为了弥补活动能力下降，可能采取更加谨慎的缓慢踱步行走，包括起步犹豫、步幅变短、行走不连续、脚抬不高等。有的老年人在站立、倾斜身体时稳定性差，起立和转身困难，这些都是平衡能力下降的表现。

感觉系统

　　视力减弱。视力敏感性降低，会导致对环境障碍物及其结构的判断力下降，视野缩小、视距改变以及在黑暗环境中适应能力下降等一系列的视力问题。

　　听力减退。有听力问题的老年人很难听到有关跌倒危险的警告声音，听到声音后的反应时间会延长，也使跌倒更易发生。

　　老年人前庭功能和本体感觉的退行性减退也可导致眩晕和平衡功能降低。

中枢神经系统

　　老年人中枢神经系统的变化会增加跌倒的危险性。老年人中枢神经系统接受感受器传入信息的能力下降，大脑中枢处理信息的能力下降，收受的信息减少，对骨骼、肌肉发出反应指令的时间相应延长，反应时间延迟，对痛觉和触觉的感知下降。

　　此外，中枢神经系统的退变往往会同时影响智力、肌力、肌张力、感觉、反应能力及反应时间、平衡力、步态、协同运动能力，进一步使跌倒危险性增加。

骨骼肌肉系统

骨骼、关节、韧带及肌肉的结构、功能的损害或退化是引发老年人跌倒的常见原因。

老年人骨骼肌肉系统功能减退，下肢肌力下降、骨质疏松等都会影响老年人的活动能力和行走时步态的敏捷性、力量和抵抗外界环境干扰的能力，导致老年人在行走过程中举步时抬脚不高、行走速度缓慢、稳定性差而跌倒。

衰弱造成了老年人跌倒的高风险

衰老会导致人体的多组织、多器官功能进行性下降，也会引起机体多系统、多器官的应激恢复能力受损，使得老年人即使面临很小的外界刺激，健康状况也会受到重创。这种衰老带来的机体"脆性"改变被称为衰弱。比如即使患普通感冒，衰弱老年人也可能继发肺部感染、多脏器功能衰竭甚至死亡等严重不良后果。

老年衰弱是由多种因素造成的，是一种典型的老年综合征，以力量减弱、耐力下降和生理活动功能下降为特征，最终导致失能或死亡。随着年龄增加，衰弱缓慢进展、无声无息，因而常常被人们忽视。

哪些疾病容易引起跌倒

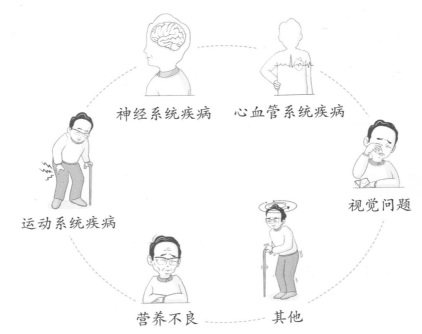

神经系统疾病　心血管系统疾病

运动系统疾病

视觉问题

营养不良　　其他

神经系统疾病

脑卒中

　　老年人脑卒中后常伴有下肢功能严重受损，不能协调肌肉组织的活动，从而导致行走过程中腿的伸展功能降低、步履蹒跚，同时对环境的改变难以适应，行走能力降低。

帕金森病

　　患帕金森病的老年人常伴有身体和四肢屈曲、平衡能力降低。由于身体僵硬、身体及应对环境变化能力削弱，很多患帕金森病的老年人经常跌倒。

颈椎病

　　老年人中颈椎退化很普遍。颈椎病很容易导致身体活动笨拙、爬楼梯困难、腿发软，并常出现站立不稳、步伐失调，这些都容易导致跌倒。

小脑疾病

　　小脑受损害后可改变正常的肢体运动和肢体之间的协调，影响步态。小脑患病的老年人身体站立不稳，出现较宽和不规则的步态。

前庭器官疾病

前庭器官功能受损是老年人经常发生眩晕的常见原因之一。典型的症状是站立时身体不稳、转身时不稳、行走时步履蹒跚。

外周神经病变

外周神经病变通常影响老年人的方位感和肢体的活动能力，是引起跌倒的一个重要因素。外周神经病变可能是很多病因引起的，包括糖尿病、酒精滥用、维生素B_{12}缺乏、化疗、维生素B_6过量等。在这些因素里面，外周神经损伤最常见的病因是糖尿病。糖尿病患者发生的外周神经病变中，由于跌倒导致的伤害非常高。

心血管系统疾病

体位性低血压

　　体位性低血压就是从卧位到站位时血压降低。一种是无症状的体位性低血压，另一种是有症状的体位性低血压。有症状的体位性低血压会导致眩晕、晕厥。据统计，我国65岁以上老年人体位性低血压者约占15%，75岁以上的超过30%。

　　很多疾病与体位性低血压有关，如心脏病、糖尿病、帕金森病、脑卒中、阿尔茨海默病和抑郁症。诱发体位性低血压的药物包括降压药、抗帕金森病药、抗抑郁药及利尿剂。老年人服用这些药物后要注意适当休息1～2小时，避免迅速从椅子或沙发上站起等动作。

缺血性疾病

　　脑梗死、脊椎动脉供血不足以及小血管堵塞等缺血性疾病。

视觉问题

白内障

白内障是指眼晶状体变得不透明，出现雾状、云状和模糊的视线。白内障和跌倒风险的增加有一定相关性。

黄斑变性

黄斑变性指视网膜区域的黄斑发生严重损害，在高龄老年人中非常普遍。

青光眼

青光眼是指眼内压的增加使盲点发生病理改变，引起相关区域视觉缺失。青光眼是老年人失明的常见原因之一。患青光眼的老年人在起床时，发生跌倒的危险格外高。

运动系统疾病

慢性肌肉骨骼疼痛

慢性肌肉骨骼疼痛最常见的疼痛部位依次是腰背部、膝、小腿、髋和其他关节。老年慢性肌肉骨骼疼痛持续时间较长且容易复发，常导致老年人日常活动减少、平衡协调功能下降、行动缓慢、身体衰弱、睡眠障碍、认知功能障碍以及跌倒高风险。

骨关节炎

骨关节炎是老年人中最常见的骨骼问题之一，主要影响下肢承重，导致关节畸形，降低活动能力，引发疼痛，从而产生对老年人身体平衡性的不利影响。

肌少症

老年肌少症通常指增龄相关的肌肉量减少、肌肉力量下降和/或躯体功能减退的老年综合征。据统计，60~70岁的老年人中肌少症的发病率为5%~13%，80岁以上的老年人发病率高达11%~50%。肌少症可导致衰弱、跌倒、失能、死亡，严重影响老年人的生活质量。

足部问题

与跌倒相关的足部问题中，最常见的是鸡眼、胼胝、趾囊炎、槌状趾及溃疡。

营养不良

老年人由于身体功能减退，营养素摄入和吸收减少，且常合并各种急性和慢性疾病，消耗增多，这种入不敷出往往会导致营养不良。营养不良在老年人中比较多见。有研究报道，在社区及居家老年群体中营养不良的发病率约有15%，老年住院患者营养不良可高达50%。

营养不良严重影响老年人的生活质量和寿命。营养不良可使老年人身体衰弱、精神状态差、贫血、机体免疫力低下、抗感染能力降低，会加重原有病情或延缓疾病康复，可引起肌少症、肌无力等，导致行动障碍，增加跌倒和骨折的风险。

其他

晕厥

晕厥就是暂时的失去知觉而又自然恢复。当脑部短暂血流减少时会出现晕厥。常见疾病包括体位性低血压、血管迷走神经疾病、一过性局部缺血、颈动脉窦超敏感、心律不齐、动脉狭窄等都可以引起晕厥。

尿失禁

老年人尤其是老年女性尿失禁很普遍，老年人可能在冲厕所或如厕时身体失去平衡而滑倒。

阿尔茨海默病

由于阿尔茨海默病导致的认知能力降低，直接影响老年人正确应对环境中的危险的能力，并使步态改变。患阿尔茨海默病的老年人比健康老年人更易发生跌倒，同时，跌倒造成髋骨骨折的危险性也更高。

抑郁症

患抑郁症的老年人发生跌倒，常由肌力、协调性和平衡能力的降低所致。

癫痫

癫痫主要是脑部神经元异常放电导致的肢体抽搐、意识不清及口吐涎沫的情况。当癫痫发作时，患者容易丧失意识，全身抽搐，常引起跌倒、昏迷。

药物因素是导致老年人跌倒的重要因素

药物能改善健康，但是一种或多种药物的不良反应及不正确服用药物等可能导致跌倒。据研究显示，老年人吃药超过4种，跌倒的风险就会大大增加。老年人多有睡眠障碍和慢性疾病，而抗抑郁药、镇静安眠药、降压药、降糖药等会大大增加跌倒的风险。这是因为许多药物可引起老年人意识、精神、视觉、步态、平衡等方面出现异常而导致跌倒。

下面所列的药物很可能会引起跌倒。

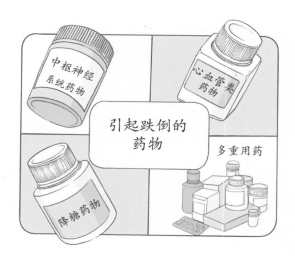

作用于中枢神经系统的药物

主要包括抗精神病药物、抗抑郁药物、抗癫痫药物、镇静催眠药以及拟多巴胺药和阿片类镇痛药。服用这些药物引起跌倒的原因主要与药物的不良反应相关，主要包括运动障碍、认知障碍、直立性低血压、视物模糊、步态不稳、眩晕、困倦、肌肉松弛、共济失调、震颤、反应时间延长等。

作用于心血管系统的药物

易引起跌倒的心血管药物主要是降压药物，引起跌倒的主要原因是低血压、肌肉无力、平衡和步态障碍、眩晕等，尤其是在服用降压药初期或剂量调整时。此外，老年人服用利尿剂后出现多尿，易发生血压变化，长期服用易发生低钾，导致乏力、头晕，增加跌倒风险。某些抗心律失常药物可诱发心动过速，地高辛可引起突发心律失常、头晕、精神障碍等不良反应，易引起跌倒。

降糖药物

降糖药物包括胰岛素/胰岛素类似物和口服降糖药物，当使用过量或身体进食状况不佳时，可引发低血糖，出现头晕、共济失调、昏迷、震颤等现象，从而增加跌倒风险。

多重用药

相关研究显示，跌倒风险随着使用药物数量的增加而增加。多重用药通常指使用4种（含）以上的药物，是引起老年人跌倒的重要危险因素。

五 心理状态不佳容易引起跌倒

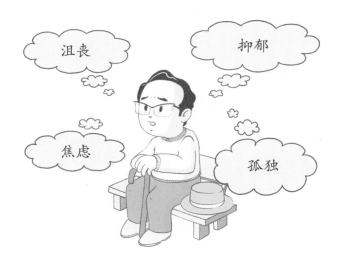

　　沮丧、抑郁、焦虑和其他不佳的心理状态，及其所导致的与社会的隔离，均会增加跌倒的危险。

　　老年人对外界的反应时间会随年龄的增长而延长，沮丧可能会削弱老年人的注意力，潜在的心理状态的混乱也和沮丧相关，都会导致对环境危险因素的感知和反应能力下降。同时，害怕跌倒也使老年人行为能力减低，行动受到限制，从而影响步态和平衡能力，增加跌倒的危险。

　　此外，有的老年人由于子女不在身边，独居、无人照顾，进而导致社会联系少，与外界隔离，也会增加跌倒的危险。

环境中的跌倒隐患不容忽视

　　无论是在家中还是户外，都存在各种可能导致老年人跌倒的危险因素。在面对环境中的障碍物时，年轻人很容易做出反应避免跌倒；而对老年人来说，则可能很难迅速做出反应而导致跌倒。

　　那些被绊倒或滑倒的老年人，其跌倒原因可能与环境关系更大。在社区，老年居民中大约有一半的跌倒发生在家中，其中大部分发生在卧室、厨房等经常活动的区域，还有一部分跌倒发生在卫生间、浴室、楼梯或者座椅上。

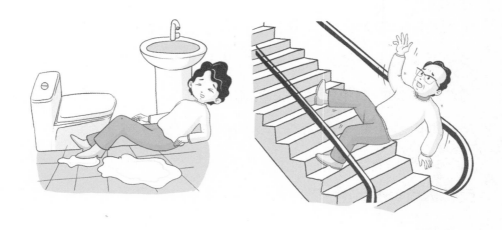

室外环境因素对于那些健康状况较好、能够独立活动的老年人影响更大，因为他们的活动多，曝露在室外环境危险因素的可能性也大。

老年人日常生活中存在的环境危险因素包括以下这些。

一般的家庭设施

灯光（过暗或过于刺眼）

光滑的地面

松散易滑动的地毯

翘起的地毯边缘

过高的门槛

通道阻塞

地面洒落的液体

宠物带来的伤害

家具

低矮的椅子

过低或过高的床面

可晃动的家具

置物架和橱柜过高或过低

浴室和卫生间

- 浴室、浴缸和卫生间缺少扶手
- 浴室、浴缸缺少防滑地垫
- 光线过暗
- 坐便器高度过低
- 地面湿滑

楼梯

- 没有扶手或扶手不合适
- 楼梯台阶界限模糊，不醒目
- 楼梯台阶面太窄
- 楼梯过陡
- 楼梯周围陈设或堆放物件令人注意力分散

室外危险因素

- 泥泞、过滑、过陡、阻塞或不平的路、坡道和通道
- 台阶和人行道缺乏修缮、坑洼不平或有裂缝
- 交通信号循环周期时间过短
- 人群拥挤
- 天气因素（落叶、积雪、结冰和下雨等）
- 缺乏休息的场所
- 垃圾乱放、杂物堆砌

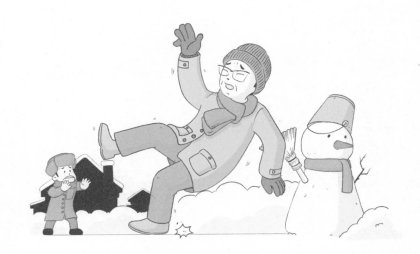

Part 3

抗衰防跌，怎么吃

　　人到老年，咀嚼和消化能力下降，视觉、嗅觉、味觉减退，这些变化会影响老年人摄取、消化食物和吸收营养物质的能力，使其容易出现各种营养素摄入不足，引发肌少症、骨质疏松、衰弱、贫血和免疫功能下降等问题，减弱抵抗疾病的能力，也增加跌倒的风险。在平衡膳食、均衡营养的基础上，老年人应根据自身特点，科学烹饪，合理进餐，摄入足够的蛋白质、钙和维生素D，以帮助老年人维持肌力、身体柔韧性和平衡力，预防跌倒。

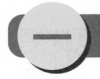

一　平衡膳食，增强营养

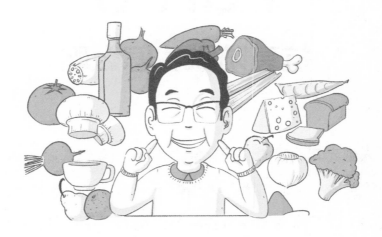

食物多样，合理搭配

　　坚持谷类为主的平衡膳食模式。每天的膳食应包括谷薯类、蔬菜水果、畜禽鱼蛋奶和豆类食物。平均每天摄入12种以上食物，每周25种以上，合理搭配。每天摄入谷类食物200～300克，其中包含全谷物和杂豆类50～150克，薯类50～100克。

多吃蔬果、奶类、谷类、大豆

蔬菜水果、谷类和奶制品是平衡膳食的重要组成部分。餐餐有蔬菜，保证每天摄入不少于300克的新鲜蔬菜，深色蔬菜应占1/2。天天吃水果，保证每天摄入200～350克的新鲜水果，果汁不能代替鲜果。吃各种各样的奶制品，摄入量相当于每天300毫升以上液态奶。经常吃谷类、大豆制品，适量吃坚果。

适量吃鱼、禽、蛋、瘦肉

鱼、禽、蛋类和瘦肉摄入要适量，平均每天120～200克。每周最好吃鱼2次或300～500克，蛋类300～350克，畜禽肉300～500克。少吃深加工肉制品。鸡蛋营养丰富，吃鸡蛋不弃蛋黄。优先选择鱼，少吃肥肉、烟熏和腌制肉制品。

少盐少油，控糖限酒

培养清淡饮食习惯，少吃高盐和油炸食品。成年人每天摄入食盐不超过5克，烹调油25～30克。控制添加糖的摄入量，每天不超过50克，最好控制在25克以下。反式脂肪酸每天摄入量不超过2克。不喝或少喝含糖饮料。少饮酒。

规律进餐，足量饮水

安排一日三餐，定时定量，不漏餐，每天吃早餐。规律进餐、饮食适度，不暴饮暴食、不偏食挑食、不过度节食。足量饮水，少量多次。在温和气候条件下，低身体活动水平成年男性每天喝水1700毫升，成年女性每天喝水1500毫升。推荐喝白水或茶水，少喝或不喝含糖饮料，不用饮料代替白水。

合理使用营养补充剂

　　膳食摄入不足时，合理使用营养补充剂。对于存在营养不良或营养风险的老年人，在临床营养师或医生指导下，选用合适的特殊医学用途配方食品（医用食品），每日1～2次，每次提供热量200～300千卡、蛋白质10～12克。

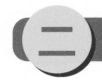

二　科学烹饪，合理进餐

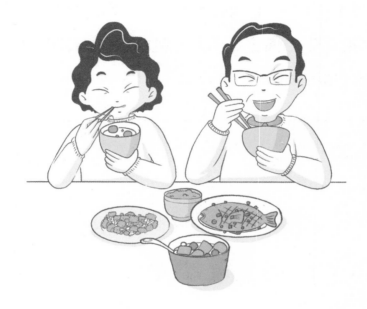

　　老年人在制作食物时，应根据自身特点，烹制丰富多样、易于咀嚼和消化吸收的食物。

食物宜杂，质量宜高

老年人每天都要吃谷类、肉类、蛋类、奶类、大豆及坚果类、蔬果类等多种食物，还要注意荤素搭配，粗细搭配，色泽搭配，口味搭配，干稀搭配。

食品质量宜高。蛋、奶、鱼、肉一样不能少，多吃鱼，少吃肉；大豆及其制品是优质蛋白质食物，应当经常食用；多选用含多不饱和脂肪酸和单不饱和脂肪酸的食用油，如橄榄油、茶油、花生油等，尽量少吃富含饱和脂肪酸的动物油。

蔬果宜鲜，类多量少

新鲜、有色的蔬果类，含有丰富的维生素、矿物质、膳食纤维，水果中还含有丰富的有机酸，有刺激食欲的作用。蔬菜水果各有营养特点，不能替代或长期缺乏。老年人最好吃多种蔬果，但每种的数量不宜过多。

饭菜清淡，质地香软

菜品要清淡，不要过于油腻，但不是绝对吃素。食盐过多是引起高血压的重要原因之一。老年人要尽量减少食用盐腌食品如腌肉、腊肉、咸菜等，建议每日盐量不超过5克。

饭菜在制作时要注意色、香、味、形的调配，饭菜质地以软烂为好，可采用蒸、煮、炖、烩等烹调方法。选择食物尽量避免纤维较粗、不宜咀嚼的食品，如肉类食品可选择肉质细嫩的鱼肉；另外，牛奶、鸡蛋、大豆制品也都是好选择。

温热为主，细嚼慢咽

由于胃肠功能下降，老年人一旦食用生、冷、硬的食物就可能影响消化、吸收，甚至引起肠胃疾病。因此，老年人的食物以温热为主。

细嚼慢咽有利于食物的消化吸收，老年人应根据个人习惯和身体状况掌握进食节奏。

三 摄入足够的蛋白质、钙及维生素D

　　研究发现，血液中维生素D浓度高者不易骨折。因此老年人应保持均衡饮食以确保摄取足够的钙及维生素D。同时老年人跌倒所致损伤中危害最大的是髋部骨折，对那些骨质疏松者危害更大，这些老年人应补充维生素D及钙制剂。

　　肌肉衰减可导致骨质疏松的风险增加，是老年人死亡的独立危险因素。良好的营养状况，通过补充优质蛋白质和脂肪酸、维生素D以及维生素C、维生素E、类胡萝卜素、硒等抗氧化营养素，可延缓肌肉衰减，预防跌倒。

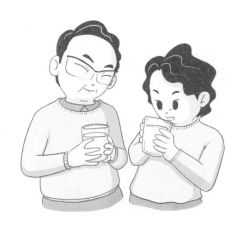

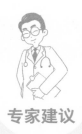

专家建议

1. 摄入足够的蛋白质

一般情况下，老年人每日蛋白质摄入量应为每千克体重1.0~1.2克。

来自鱼、虾、畜禽肉等动物性食物和大豆制品的优质蛋白质比例不低于50%，如每天畜肉类50克，鱼虾、禽类50~100克。

每日三餐都应有动物性食物，如早餐可食用鸡蛋、牛奶、豆类等，中餐、晚餐可食用畜肉、禽肉、鱼、蛋、大豆及其制品等，但不宜集中在一餐摄入大量蛋白质。

2. 补充足够的钙

每人每天饮300~500毫升鲜牛奶或相当量蛋白质的奶制品，乳糖不耐受的老年人可以考虑饮用低乳糖奶或酸奶。

含钙高的食物有牛奶及奶制品、大豆及其制

品、芝麻酱、海带、海米等，深海鱼及深绿色蔬菜也是良好的补钙来源。

3. 补充足够的维生素D

含维生素D的食物有：动物肝脏及瘦肉类，鱼、蛋、奶类，香菇及鱼肝油等。

增加摄入富含多不饱和脂肪酸、维生素D的海鱼类。增加深色蔬果及豆类等富含抗氧化营养素食物的摄入。

此外，经常在日光下进行运动也有利于提高血清维生素D水平。在饮食条件不能满足需求的情况下，老年人可以在医生或营养师的指导下，合理补充维生素D或复合维生素D制剂的膳食营养补充剂。

四 自己配餐乐趣多

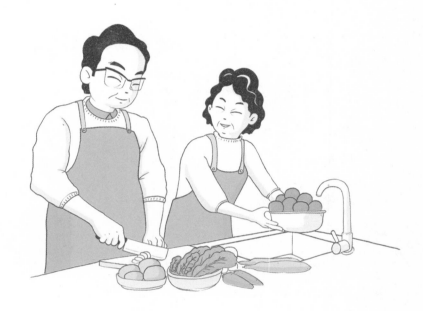

　　配餐过程中要注意保护食物中钙质：如牛奶加热时不要搅拌；冷冻食品最好不解冻就烹调；尽量食用新鲜蔬菜，蔬菜烹调可加少量水，切菜要大块等。

　　下面为大家推荐了一些有助于抗衰防跌倒的食疗菜谱，各位中老年朋友可以根据自己的具体健康情况借鉴参考。

| 茭白烩虾球 |

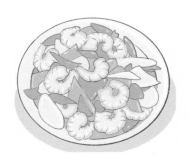

材料

鲜虾500克，茭白4根，红彩椒1个，火腿肠1根。

调料

生姜、料酒、淀粉、盐、生抽、柠檬汁适量。

做法

1. 鲜虾去壳、去虾线，取虾仁洗净，用少量盐、料酒、淀粉抓匀，腌制20分钟。

2. 茭白、红彩椒洗净、切丁，火腿肠切丁。切好的食材焯水，捞出沥干。生姜切丝。

3. 锅中留少量底油，将焯水后的食材、腌好的虾仁和姜丝倒入翻炒。滴入少量柠檬汁，淋上少许生抽，撒上少量盐调味即可。

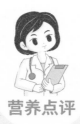

营养点评

　　鲜虾富含优质蛋白质、维生素、矿物质、牛磺酸（有降低胆固醇作用），是膳食补钙的好来源。茭白钾含量丰富，热量较低，且富含膳食纤维，质地细嫩，适合老年人食用。

　　这道菜清淡美味，营养成分适宜老年人，做法较简单，是一道较好的家常菜。

| 清蒸鲈鱼 |

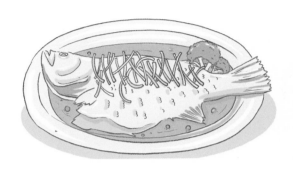

材料

鲈鱼1条，胡萝卜半根。

调料

蒸鱼豉油、胡椒粉、葱白丝、葱段、姜片、盐各适量。

做法

1. 鲈鱼去除内脏，洗净，鱼肚中填塞葱段、姜片，鱼身两面薄薄抹上一层盐和胡椒粉，腌制5分钟；胡萝卜洗净，切丝。

2. 蒸盘底部铺上葱段、姜片，平铺放鱼，鱼身上再铺一层葱段、姜片。

3. 蒸锅大火上汽后，放入鱼，盖上锅盖，大火蒸5分钟，关火后焖3分钟取出，蒸好的鱼去掉葱段、姜片，并倒去蒸盘内的水，均匀浇上适量蒸鱼豉油，撒上葱白丝、胡萝卜丝。

4. 另起锅，烧热适量植物油，将热油浇在鱼身上，葱香四溢即可。

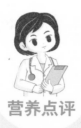

营养点评

鲈鱼肉质鲜嫩，含人体易吸收的各种氨基酸。采用清蒸方法，既能保持食材形态完美，口味鲜嫩，还最大程度地保存了其中的营养素，符合健康饮食的要求，即少油少盐，易消化吸收，非常适合老年人。

| 碧玉白菜卷 |

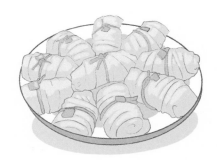

材料

白菜叶6片，胡萝卜1根，黄彩椒1个，菠菜10棵。

调料

盐、白糖、香油、白醋各适量。

做法

1. 菠菜洗净，切段；胡萝卜和黄彩椒洗净，切细丝；盐、白糖、香油、白醋混合调匀成调味汁。

2. 锅中水烧开后，分别将白菜叶、胡萝卜丝、菠菜段焯熟，捞出备用。

3. 将一张张白菜叶摊开，放入适量胡萝卜丝、菠菜段、黄椒丝，将蔬菜卷卷起，并切成3～4厘米的小段。

4. 蔬菜卷摆盘后，淋上调味汁即可。

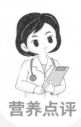

营养点评

　　碧玉白菜卷选用绿色菠菜、白菜叶、黄色彩椒和橙色胡萝卜，不仅色彩鲜艳悦目、诱人食欲，还富含膳食纤维、维生素C和植物化学物质。植物化学物质具有多种生理功能，如抗氧化、调节免疫力、降胆固醇、延缓衰老等，具有保护人体健康和预防慢性疾病的作用。

| 牛奶炖蛋 |

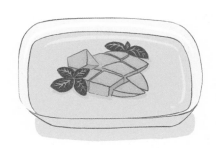

材料

鸡蛋2个，纯牛奶250毫升，芒果1个，杏仁10粒。

调料

白糖适量。

做法

1. 鸡蛋打成蛋液，加白糖，打匀后静待3分钟，让糖充分溶解；芒果去皮去核，切丁。

2. 牛奶倒入蛋液中，朝一个方向搅拌至均匀，静待3分钟，让两种液体混合均匀。

3. 用筛网将牛奶蛋液过滤1次，把过滤好的牛奶蛋液慢慢倒入碗中。碗表面蒙上保鲜膜，用牙签扎几个小孔。

4. 锅下冷水，把碗放到蒸锅里，盖盖，中火蒸15分钟，撕下保鲜膜，将芒果丁、杏仁一起放入碗中摆好即可。

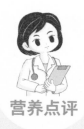

营养点评

　　牛奶炖蛋是一道甜品。所选食材普通，却是我们日常膳食中获得优质蛋白质的主要来源。尤其是鸡蛋，它是目前天然食物中生物价值最高的蛋白质食品，蛋黄中含有丰富的单不饱和脂肪、卵磷脂等。此道甜品制作简单，口感嫩软，再选用1~2种主食，略配一点蔬菜，即是一份合格的早餐。

| 八宝冬瓜盅 |

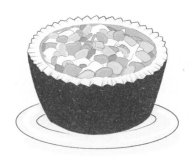

材料

约3000克整冬瓜1个，鸡肉150克，猪瘦肉100克，对虾、火腿、玉兰片、鲜香菇各50克，干贝、干莲子各25克。

调料

盐、味精、胡椒粉各适量。

做法

1. 将整个冬瓜洗净摘蒂，沥干水分，把上端切开为盖，挖去瓜瓤，蒂部削平，口部周围切锯齿纹，口朝上摆放在碗中。

2. 猪瘦肉、鸡肉、火腿均切成方丁；对虾洗净，逐个从中片开，去虾线；干莲子泡发，去芯；鲜香菇切小块，玉兰片切薄片；干贝泡发，撕小块。鸡丁、瘦肉丁、玉兰片分别在沸水中焯一下，捞出待用。

3. 取瓦钵1个，放入瘦肉丁、鸡肉丁、火腿丁、对虾、香菇

块、玉兰片、干贝块，加盐、味精、胡椒粉、熟油、适
量清水，大火上笼蒸1小时，至肉质软烂。

4. 将瓦钵内蒸好的辅料倒入冬瓜盅里，加入莲子，大火上
笼再蒸25分钟至冬瓜熟即可。

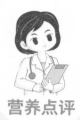

营养点评

　　八宝冬瓜盅无论从食材选择、营养搭配还是
烹调方法等各方面来说都是夏季不错的菜品选择。
主料冬瓜既为食材又为容器，通过蒸制与辅料融为
一体，软烂清淡，少油开胃，利尿祛暑。鸡肉、猪
肉、虾、干贝、火腿提供了丰富的优质蛋白质；玉
兰片、香菇富含B族维生素、膳食纤维。

Part 4

抗衰防跌，怎么动

　　老年人积极地活动，保持与外界交流，对预防跌倒起着重要作用。坚持规律的体育锻炼，能增强肌力、柔韧性、协调性、平衡能力、步态稳定性和灵活性，可以减少跌倒的发生。老年人应根据自身身体状况和兴趣爱好，选择适合自己的运动项目，如散步、慢跑、广场舞、太极拳等。老年人要避免运动强度过大、速度过快、竞争激烈的运动项目。

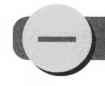

老年人应定期进行体力活动

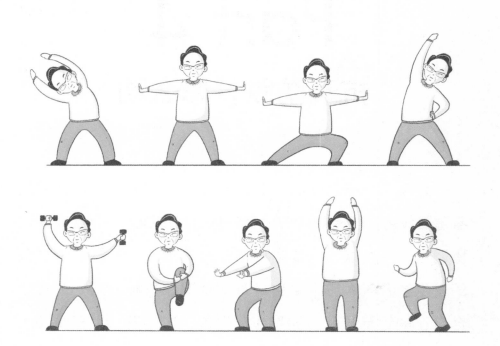

什么是体力活动

　　体力活动指由于骨骼肌收缩而引起的能量消耗增加的身体活动。当进行体力活动时，人体心跳和呼吸加快、循环血量增加、代谢和产热加速，这些反应均是产生健康效益的生理基础。体力活动内容应部分或全面兼顾5个运动要素，即耐力、力量、灵活性、平衡性和协调性。

为什么要进行体力活动

体力活动有助于老年人预防跌倒和跌倒相关伤害，维持骨骼健康，预防功能衰退。老年人缺少体力活动和久坐行为，会增加心血管疾病、癌症和2型糖尿病发病概率，也会导致身体机能下降，增加跌倒风险。所以，老年人应定期进行体力活动，并根据身体状况，尽可能多活动，即使只能进行少量体力活动也优于不活动。

选择适宜的体力活动类型

建议老年人选择适宜的体力活动类型。例如，按照绝对强度分类，瑜伽或太极等属于轻度身体活动，但考虑到老年人心肺功能，应归为中等强度身体活动。另外，建议老年人的运动形式多样化，除有氧运动和力量运动外，要增加平衡型活动及柔韧性运动；推荐参加适当的集体运动，如广场舞、健身操等。老年人应从少量体力活动开始，逐渐增加频率、强度和持续时间，在自身能力允许的范围内，根据健康水平调整身体活动强度。

二 老年人体力活动的基本原则

1 使运动锻炼成为每天生活的一部分

处于任何年龄段的老年人，都鼓励持之以恒地参加健身运动。需要强调的是，高龄老年人健身运动不追求运动的强度，而是靠长期运动的积累作用，才能产生综合效应。

2 运动前进行健康和体质评估

患有慢性疾病或疾病影响体力活动能力的老年人，运动前应进行健康和体质评估，并在医生指导下，针对具体病情和用药情况，按照运动处方进行锻炼。之后应定期做医学检查和随访。

3 **运动锻炼可以体现在每天的各种体力活动中**

这些体力活动包括与职业有关的活动、与出行往来有关的体力活动、日常家务劳动和休闲娱乐性的体育锻炼。

运动内容应全面或部分涵盖耐力、力量、灵活性、平衡性和协调性，同时兼顾兴趣爱好、可行性和安全性。例如，可以将灵活性或协调性运动作为准备活动的一部分，也可以在步行中配合几节四肢协调运动的体操动作。

4 **运动量应以体能和健康状态为基础**

老年人的运动量（强度、持续时间、频度）应以体能和健康状况为基础，量力而行，循序渐进，并且根据体能和健康状况变化随时调整。

对于体能低或适应能力较慢的老年人，应适当放慢运动速度，延长准备或整理活动时间。

有些老年人的敏感度或记忆力下降，更宜于参加个人熟悉或有兴趣的运动项目，新学习的内容可通过反复实践来掌握动作要领。

运动指导者应教会老年人如何识别过度运动的症状，保证老年人在健身运动中的安全，避免发生意外。

5 提倡有组织地集体运动锻炼

提倡老年人有组织地集体运动锻炼，也鼓励个体自愿进行各种体力活动，强调老年人在团队活动中的角色。为运动做计划和记录，常常更有助于坚持。

三　老年人活动内容和运动量

根据体力活动类型，将活动内容分为四类：

1
耐力运动
（有氧运动）

2
力量运动
（抗阻运动）

3
平衡和协调性
锻炼

4
灵活和柔韧性
锻炼

耐力运动（有氧运动）

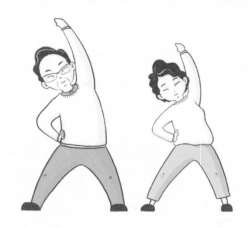

　　耐力运动通过持续一定时间和形式的体力活动，增加心率和呼吸频率，改善循环呼吸功能，增加和调节新陈代谢，控制体重，预防和延缓心血管疾病、糖尿病等疾病的发生和发展。根据老年人年龄、性别和兴趣的差异，可选择步行、慢跑、跳舞、骑车和游泳等运动方式；也可以积极参加日常体力活动，如家务劳动、购物、园艺、郊游等。

　　推荐老年人每周运动5~7天，每天累计中等强度体力活动30分钟，每次活动的持续时间不少于10分钟。运动强度以总热量消耗值计算，每天达到100~200千卡的运动量。运动强度较小，运动时间可以延长；强度较大，运动时间可以缩短。中等强度表现为自我感到心率加快、呼吸变急、身体变热，达到最大心率的60%~75%。老年人开始参加运动时，应逐渐增加运动量；可在安静状态下心率的基础上增加20~30次/分。

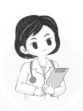

注意事项

不应有头晕、眼花或胸痛的症状，运动中不应感觉到气短，以致影响说话。

运动锻炼应根据个人健康状况、气候、环境条件进行适当调整。感冒或有其他不适时，可以暂时停止锻炼。户外活动应避免高热、严寒和重度环境污染的时段。

运动前应有5~10分钟的准备活动，运动后也应有5~10分钟的放松和伸展活动。

运动前、中、后应补充足量的水，热量消耗大或血糖控制机能差时，也可适量补糖。

锻炼时根据运动内容选择安全的路线或器材，根据气温适度着装，注意鞋的舒适性，必要时佩戴安全保护装置，如头盔、护膝和护肘等。

疾病状态下服用某些药物时，如服用倍他乐克和阿替洛尔等，不能用心率来测定运动强度，可采用自觉运动强度（感觉稍累）控制在中等强度。

力量运动（抗阻运动）

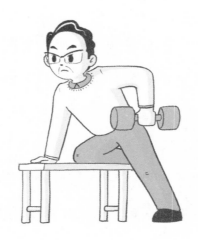

　　抗阻运动可以锻炼肌肉和骨骼，增加或保持肌肉体积和力量，延缓肌肉萎缩；增加或保持骨骼的强度，延缓骨量丢失；增加和调节新陈代谢，控制体重，改善血糖水平。

　　力量运动主要锻炼大肌群，建议每周至少2次。

　　根据个人体质和体能情况，运动量要循序渐进，必要时咨询康复专业指导人员。对于健康中老年人，肌力训练方式一般推荐哑铃、充水的瓶子、沙袋、弹力带和拉力器等。对老年女性伴有骨质疏松症或腹部脂肪堆积者，可采用弹力橡皮带编排的动作，进行腰背肌、腹肌、臀肌和四肢肌肉练习。此外，上下楼等也是简便的力量锻炼。

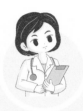

注意事项

　　正确控制和保持正常呼吸，肌肉用力时呼气，肌肉松弛时吸气。

　　运动中避免憋气和过分用力，以防止发生心血管和运动（骨骼、肌肉）损伤等意外伤害。

　　运动中不应引起疼痛。

　　运动后出现肌肉酸痛和轻度疲劳为正常现象，可以酌情继续锻炼。如出现疲劳不能恢复、关节痛和肌肉局部异常疼痛（拉伤），则应降低锻炼强度或适当休息，必要时应咨询医生。

　　关节活动度受限者，如手术后应咨询医生，并控制锻炼的关节屈伸范围。

　　老年人常合并有骨质疏松症和下肢骨关节病，不宜做冲击性较大的活动，如跳绳、跳高和举重等运动。

平衡和协调性锻炼

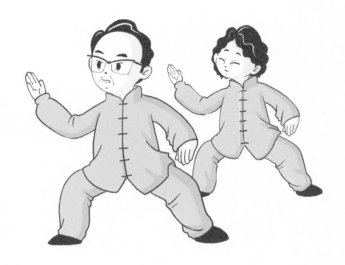

　　在各种活动中，老年人应保持动作的协调性和身体的平衡，提高预防跌倒的能力。平衡和协调性锻炼可以减少发生骨折的危险，能在任何时间和地点进行，如单脚站立、踮脚走路、间断改变方向的行走、无支撑和扶助变换体位（站起蹲下或椅上坐起坐下）。此外，专门编排的舞蹈、体操和太极拳也是锻炼平衡和协调能力的好方式。

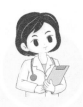

运动中体位不宜变换太快，以免发生体位性低血压。

如果由于某种原因平衡控制能力不稳定，可以借助桌椅或他人的帮助和保护，在取得进步后，可逐渐减少外部的帮助进行锻炼。

灵活和柔韧性锻炼

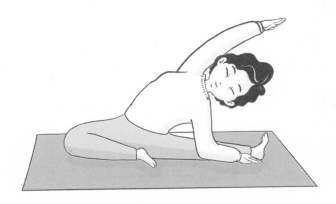

通过屈曲和伸展运动，可以锻炼关节的旋转和柔韧性，提高各种动作的灵活能力；可以维持身体（肢体和腰背）的弹性和活动范围，有助于完成生活日常活动，提高生活质量

和独立生活能力。运动前和运动后的柔韧性活动，还可以减少从事更大强度运动时发生运动外伤的危险。

运动后，可进行关节的屈曲和伸展活动。若不进行其他运动，则每周至少进行3次柔韧性锻炼，时间应在身体变热以后持续至少15分钟。可以包括上肢、下肢、肩、臀和躯干关节的屈伸和关节活动度练习，如广播操、韵律操等。各种家务劳动、舞蹈、太极拳等也具有关节柔韧性练习的功能。

太极拳等中国传统健身运动，动作舒展、柔和，有节律，心境、动作与呼吸相配合协调，是调节老年人神经系统功能和肢体灵活性较理想的运动方式。

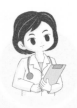

注意事项　　灵活和柔韧性锻炼动作应柔和、缓慢，活动范围适度，避免剧烈动作和体位变换过快。开始练习时关节的屈伸可有轻度不适感；若发生疼痛；应减小活动力度和范围或停止运动。

四 老年人适宜运动方式推荐

老年人选择运动项目时，一定要根据健康情况、自身条件、爱好等进行选择。一般来说，以选择多关节、多肌肉群都能得到较好锻炼的运动项目为宜，如慢跑、快步走、游泳、太极拳等，而不宜选择运动强度过大、速度过快、竞争激烈的运动项目。

1 散步

散步是适合老年人的最安全的运动方式。散步的好处很多，可以舒活筋骨，增强心肺功能，改善血液循环，还能提高夜间睡眠质量。散步简单易行，受环境影响也较小，在公园里或街边开阔地都可进行。散步的时候做些简单的动作，前后甩甩双手，抖擞一下腿，则运动效果更好。

2 广场舞

广场舞深受老年人的喜欢。很多老年人聚在一起，聊天、运动，心情愉悦，可以使老年人在音乐和运动中放松心情，促进健康。

3 慢跑

相对于快跑而言，慢跑更适合老年人。老年人在慢跑的同时消耗热量，促进血液循环，对预防心脑血管疾病、脂肪肝等都有帮助。但在运动的同时，也要注意身体的状况，有任何不适感都要停下来，避免意外发生，时间也不要太长，半小时即可。

4 太极拳

太极拳是一项传统的健身运动。研究发现，太极拳可以将跌倒的概率降低一半，并有促进肌力和平衡能力的功效，长期锻炼可改善老年人的平衡功能。

5 球类运动

适合老年人锻炼的球类运动有健身球、乒乓球、羽毛球、网球、台球、门球和高尔夫球等，可根据个人兴趣和爱好选择。

6 游泳

游泳是一项比较适于老年人的全身性健身运动。在游泳过程中，可减轻关节压力，灵活关节，增强肌肉力量。游泳之前应做一次全身检查，患严重心肺疾病和传染病者不宜游泳。老年人游泳要注意安全，把握好运动量，根据自我感觉状态坚持适度的游泳锻炼。

五　老年人运动注意事项

运动锻炼要循序渐进

运动锻炼绝不能急于求成，应该有目的、有计划、有步骤地进行，要持之以恒才能取得满意的锻炼效果。开始锻炼时，运动量宜小，待适应以后再逐渐增加。经过一段时间的运动锻炼后，如果运动时感到发热、微微汗出，运动后感到轻松、舒畅、食欲及睡眠均好，说明运动量适当，效果良好，就要坚持下去。锻炼的动作要由易到难、由简到繁、由慢到快，时间要逐渐增加。每次运动时要注意由静到动、由动到静、动静结合。

运动锻炼要持之以恒

　　要想通过体育锻炼取得良好的效果，必须持之以恒，不能"三天打鱼，两天晒网"。最好是每天坚持锻炼，每次锻炼半小时左右，每周锻炼不应该少于3次。养成按时锻炼的良好习惯，注意掌握适当的运动量。

老年人运动量不要过大

　　如果运动后出现头痛、胸闷、心跳不适、食欲不振、睡眠不佳及明显的疲劳、厌练现象，说明运动量过大，应及时调整运动量。

特殊天气时尽量在室内运动

　　雨雪或风沙天气时，尽量在室内运动，以免在室外因天气原因、地面湿滑而致摔倒，减少跌倒风险。

六　几个小动作，提高平衡能力

随着年龄的增加，老年人身体功能衰退，平衡能力下降，日常生活中很容易出现跌倒，严重者甚至会引起髋、腕和腰等部位的意外损伤。下面几个小动作有助于老年人提高平衡能力。高龄老年人或身体虚弱者如需训练，一定要注意安全，在家人或专人陪同、协助下进行。

1　金鸡独立

睁开眼或闭上眼，双手叉腰，一腿弯曲，另一腿站立尽可能长的时间。也可以两腿轮流做单腿跳跃，以增强腿部力量。每天早晚各跳 10 分钟（每次跳 20 个，两次之间休息 30 秒）。

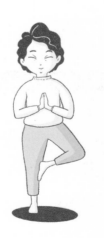

2 "不倒翁"练习

身体挺直站立，前后晃动身体，脚尖与脚跟轮换抬起、放下，循环着地以锻炼下肢肌肉，达到控制重心的目的。

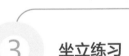

3 坐立练习

站在椅子前，反复缓慢起立、坐下，坐立练习时可以将一个纸盘放在头顶上，尽量保持不掉下，以增强平衡性。

4 沿直线行走

画一条直线，向前迈步时，前脚的脚后跟紧贴后脚的脚趾前进，步行的轨迹尽量和直线重合。在向前行走到 10~20 步后，转身，按照同样的方式走回去。行走时，可以将一个纸盘放在头顶上，尽量保持不掉下，以增强平衡性。

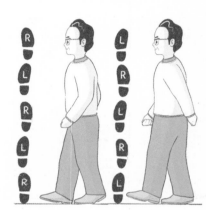

5 侧身走

俗称"蟹步"，顾名思义，就是像螃蟹一样横着走。

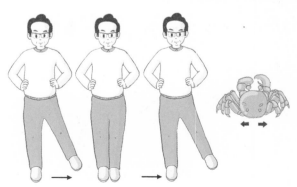

6 **倒着走**

找一块平坦的空地作为练习场所，倒着走并尽量保持直线。

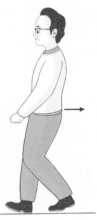

Part 5

跌倒是可以预防的

　　老年人跌倒是可以预防和控制的。针对引起跌倒的诸多危险因素，采取科学防控措施，可以有效降低老年人跌倒的发生。除增强营养、科学锻炼外，选择合适的鞋袜，布置适当的居家环境，保持良好心态，提高防跌倒意识，养成良好行为习惯，适当使用辅助工具等，都是预防老年人跌倒的有效方法。

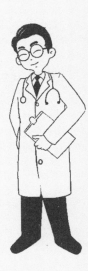

一 防跌倒，鞋子要选好

　　对于老年人而言，鞋在保持躯体的稳定性中有十分重要的作用。

　　老年人应该尽量避免穿高跟鞋、平底鞋、鞋底过于柔软以及不防滑的鞋。宜穿大小适宜、底部平坦带有纹理、后跟微倾斜、鞋后帮较高并用坚固材料制作的鞋。

　　理论上对老年人较为理想鞋子的特点如下图。

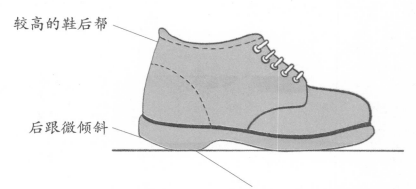

较高的鞋后帮

后跟微倾斜

锥形鞋底（上面窄、下面宽，鞋底防滑、
质地粗糙，鞋底材料较硬、不可太厚）

老年人在选择鞋子时应注意以下几点。

鞋后跟的高度

高跟鞋可能会影响重心，从而增加行走时足部姿势的不稳定性，导致跌倒发生。

无跟的鞋，定向转动性最大，也就是稳定性最差，容易使老年人在慌忙中控制不了身体的稳定，导致跌倒或引起足部肌肉和韧带的各种损伤。

所以，老年人应该穿后跟有一定高度的鞋，跟高以1.5～2厘米为宜。这样的鞋子还有助于患有帕金森病的老年人行走时向前推进。

鞋底的缓冲能力

鞋底若采用加厚的柔软材料，这种材料可以增强鞋子的舒适性，却会导致不稳定性增加，穿软底拖鞋很容易引起跌倒的发生。

建议不要穿鞋底非常柔软的鞋子。

鞋底的防滑性能

老年人普遍担心滑倒，特别是冬季人行道常有积雪和结冰覆盖，容易导致老年人滑倒。老年人应该避免穿底部光滑的鞋，建议穿带有纹理的防滑鞋。

鞋后帮的高度

较高的鞋后帮对踝部的支持和包裹有助于预防踝部扭伤。

稳定性较差的老年人的鞋后帮应有一定的高度和稳固性。

由于在行走时，必须使足部具有一定的灵活性，以适应不平坦的路面，所以鞋后帮对足踝部的限制也不能过度。

鞋后跟微倾斜

相对于鞋后跟后端没有斜面的鞋而言，鞋后跟后端倾斜的鞋可以增加与地面的接触面积而增加稳定性。

锥形鞋底

所谓"锥形鞋底"是指鞋底的宽度由上至下逐渐增大。因为锥形鞋底为老年人提供了一个较大的与地面接触的面积，鞋子的稳定性更好。

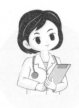

老年人选择鞋袜时大小一定要合适。鞋子过小会压迫脚的神经和血管，影响脚掌和脚趾的正常功能；鞋子过大走路时易掉或脚底打滑。二者都会引起行动不便而致摔倒。

老年人在室内应避免穿拖鞋，穿拖鞋行走时往往使得前脚掌先着地，身体重心前移，造成行走不稳，最好穿类似于练功舞蹈鞋的室内鞋。

老年人在任何场所、任何时间都不可以选择一次性拖鞋，一次性拖鞋材质过软、鞋底过薄、过于宽松，这些因素都会成为跌倒的隐患。

老年人应穿合身衣裤，不穿过长、过紧或过宽松的衣裤，以衣裤可以保暖又不影响身体活动为宜。

老年人选择袜子应以柔软、吸汗、透气为宜。

二 营造一个安全的家

跌倒是老年人常见的问题，经常跌倒的老年人很可能丧失自信心，害怕单独生活，特别是那些跌倒后要靠别人帮助才能站起来的老年人，由于怕再跌倒而尽可能少活动。这样常常导致骨骼肌萎缩，走路更加不稳，更容易发生跌倒，更不敢多动，从而形成恶性循环。

多数老年人跌倒都发生在室内，因此保证老年人的居家安全十分必要。室内的家具尤其是床、桌、椅的高度和摆放位置应合理；移走家中对行走造成障碍的物体；保持地面平坦防滑、没有障碍物；在楼梯、走廊、卫生间安装把手；室内光线应均匀、柔和，避免闪烁。

以下根据居家安全提出了一系列问题，如对问题的回答是"否"，建议采纳我们的安全建议。

地面		
1 地毯或地垫是否平放，没有褶皱或边缘卷曲？	是	否
2 松动的地垫是否有防滑垫？	是	否
3 一有溢出的液体，是否立即抹干净？	是	否
4 地板上是否凌乱地放着很多东西？	是	否
5 地面上是否有电线？	是	否
6 地板或地砖表面是否防滑？	是	否

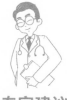

专家建议

使用防滑材质的地板或地砖。

保持地板清洁干燥，如有水渍，及时擦掉。

尽量不用小块地毯；确保地毯状况良好。

除去所有松动的地垫，或者将其牢牢地固定在地上，并且贴上防滑垫。

灯

1	灯是否够明亮？	是	否
2	楼梯与台阶的灯光是否明亮？	是	否
3	电灯开关是否容易操作？	是	否
4	在床上是否容易开灯？	是	否
5	存放药物的地方是否光线充足？	是	否

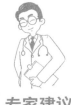

专家建议

在所有的房间、通道和楼梯处使用足够明亮的照明。
床头要有开关，以便老年人起夜时可以随时开灯。
走廊过道、卫生间或较黑的角落，装小夜灯。
不要装彩灯，明暗对比强烈或颜色过于鲜艳的灯光
会让老年人眼花。

楼梯、台阶

		是	否
1	是否能清楚地看见楼梯的边缘？	是	否
2	楼梯与台阶的灯光是否明亮？	是	否
3	在楼梯的上面和下面是否有电灯开关？	是	否
4	每一级楼梯的边缘是否安装了防滑踏脚？	是	否
5	楼梯表面是否情况良好？	是	否
6	楼梯扶手是否牢固？	是	否
7	折梯和梯凳是否短而稳固，且梯脚装上防滑胶套？	是	否

专家建议

楼梯需要额外的照明，建议使用声控灯或感应灯。

楼梯必须至少一边有扶手，可能的话，最好两边都有扶手。

把常用的工具放到容易拿到的低处，尽量避免登高取物，最好不使用梯子。

卫生间（兼浴室）

1	卫生间是否有浴缸？	是	否
2	肥皂、洗发水和毛巾是否放在容易够取的地方，以免弯腰或过度拉伸手臂？	是	否
3	是否不用扶着龙头或毛巾架，便可离开卫生间？	是	否
4	卫生间内是否有椅子或扶手？	是	否
5	如厕时，是否容易坐下和站起来？	是	否
6	是否可不用迈过地面高出的边，直接走进卫生间？	是	否

专家建议

卫生间内建议不使用浴缸。

建议高龄、患有肌少症、衰弱、发生过跌倒的老年人家中配备沐浴椅。

在卫生间内铺防滑地砖。

在卫生间，使用有黏性的防滑条。

在卫生间内所有需要扶手的地方装上扶手。

洗发水、香皂等放在容易拿取之处，不要放得过高或过低。

客厅

1	是否可以容易地从沙发或椅子上站起来？	是	否
2	过道上是否无任何电线、小家具和杂物？	是	否
3	家具是否放在合适的位置，开窗时不用把手伸得太远或弯腰？	是	否

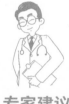

专家建议

尽量使用适应老年人身高和有牢固扶手的椅子，方便老年人坐下、站起。

不可在过道上放置电线、风扇和加湿器及其他杂物。

移走松动的小地毯，或在其上加防滑垫。

厨房

1	是否不用攀爬、弯腰或影响自己的平衡，就能拿到常用的厨房用具？	是	否
2	灯光是否明亮？	是	否
3	是否随时将溢出的液体抹干净？	是	否
4	是否有良好的通风设备以减少眼镜变模糊？	是	否

专家建议 ....

经常整理厨房，以便能更容易地拿到最常用的厨房用具。

手推托盘车能更安全地搬运更多的厨房用具。

在厨房安装抽油烟机、排气扇。

如果必须高处取物，建议请年轻人予以帮助。

保持厨房地面干净、干燥，烹饪时随时擦去地表面的液体，烹饪后及时打扫地面。

卧室

1	是否可以在下床前开灯？	是	否
2	是否容易上床和下床？	是	否
3	卧室内是否有电话或手机？	是	否
4	充电器、电话线是否妥善安置？	是	否
5	床罩是否没有绳圈做的穗？	是	否
6	如果使用助行器，它们是否放在下床前容易够得着的地方？	是	否

专家建议

床的一边最好靠墙或有扶栏。

在床边安装按钮灯或夜明灯，同时宜备手电筒以备不时之需。

卧室的地板上不要放东西。

卧室内如有松动的电话线，一定要系好。

把眼镜、手机、电视遥控器等放在床头柜上，以便下床时随手可取。

床的高度适中，床垫要较坚硬，以方便老年人上床和下床。

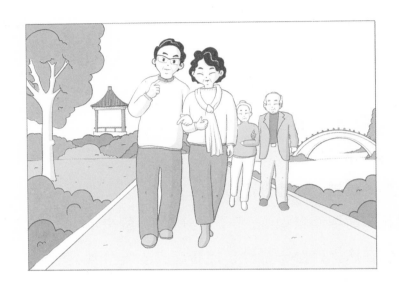

调整日常行为习惯

衰老是正常的生理过程，老年人应以积极心态接受和逐渐适应这一自然过程，根据身体状况主动调整日常行为习惯。

- 放慢速度，不要着急转身、转头、站起、开房门、接电话、去卫生间等。

- 行动能力下降者应主动使用辅助器具。

- 不站立穿裤，不登高取物。

- 不进行剧烈运动。

- 避免走过陡的楼梯或台阶，上下楼梯、如厕时尽可能使用扶手。

- 走路保持步态平稳，尽量慢走，避免携带沉重物品。

- 放慢起身、下床的速度，避免睡前饮水过多以致夜间多次起床。

- 晚上床旁尽量放置小便器。

- 避免在他人看不到的地方独自活动。

- 将经常使用的东西放在不需要梯凳就能够很容易伸手拿到的位置，避免登高取物。

- 起床时要坚持做到"3个半分钟"：醒来不要急于起床，应在床上静卧半分钟；接着起身坐半分钟；然后双下肢下垂床沿坐半分钟，之后再下床活动。

- 不久坐，不长时间刷手机。

- 提倡错峰出行，不在上下班高峰期挤公交。

洗澡要格外小心

　　老年人洗澡时很容易发生意外情况，如被门槛绊倒、地面湿滑滑倒、洗澡久站重心不稳跌倒等，所以应格外小心。高龄、衰弱或患慢性病的老年人洗澡时最好有人陪同。

洗澡时间不宜过长

　　长时间把全身浸泡在热水中，会引起全身体表皮肤的血管广泛扩张，皮肤血流量增多，使血液集中体表，导致脑组织血流量相对减少。老年人大多有动脉血管硬化、血管弹性减弱现象，自身调节血液循环的功能差，长时间泡热水澡，轻者易引起头晕眼花，严重者还可突然晕厥而跌倒。

饭后不宜立即洗澡

　　进食后胃肠黏膜小血管扩张，血液分布集中在胃肠，使得脑组织血流相对减少，老年人此时往往有倦怠欲睡感。如果此时立即洗澡，加上表皮血管扩张，脑组织血液循环减少，更易发生晕厥。患有心脑血管疾病的老年人还有可能诱发脑血管意外。所以老年人应在饭后1小时后再洗澡，并应在洗热水澡前喝一杯温开水。

不宜空腹洗澡

洗澡时，全身在热水中，因体表血管扩张，血液循环加速，导致体内新陈代谢增加。老年人在空腹特别是饥饿时洗澡，就有可能因为出汗过多等原因，引起血糖及血压降低，出现头晕、心慌、四肢无力等现象，严重者还可能突然跌倒而发生意外。

家中洗澡不宜锁浴室门

老年人手脚不灵活，行动迟缓，反应慢，在浴室洗澡时容易摔倒或晕厥。锁住浴室的门，发生意外时即使老年人清醒呼救，也不能及时得到救助。

患慢性病的老年人不宜单独洗澡

患高血压、冠心病、血脂异常及颈椎病、糖尿病等的老年人，洗澡时容易发生意外，最好由专人陪护洗澡。

培养安全的出行习惯

老年人应增强防跌倒意识，外出时注意观察周边环境和公共场所中的跌倒危险因素。

- 注意地面是否湿滑，是否坑洼不平，有无台阶、坡道、障碍物，尽量选择无障碍、不湿滑、光线好的路线。

- 上下台阶、起身、乘坐交通工具、搭乘自动扶梯，都要看清楚，站稳扶好，放慢速度，避免忙中出错。

- 在运动、出行时，根据身体情况主动休息，避免因体力下降增加跌倒风险。

- 出门前关注天气预报，雨雪、大风、大雾、沙尘等恶劣天气避免外出活动。

- 外出时随身携带应急联系卡片和手机。

- 避免去人多拥挤的地方。

- 使用交通工具时，应等车辆停稳后再上下。

- 夜晚尽量减少出行，如出行要携带照明工具。

四 辅助设备不可少

使用辅助设备有助于提升老年人的活动能力、减少跌倒风险或在跌倒时使身体免受伤害。这些设备包括行走辅助装置、眼镜、髋部保护装置、其他身体辅助设备等。

使用拐杖或其他行走辅助设备

通常推荐老年人使用行走辅助设备，作为增强行走能力和预防跌倒的措施之一。老年人动作比较缓慢，反应较迟钝，为了预防突然眩晕跌倒，最好随身携带一根拐杖，除了可以分摊关节承受的身体重量，还能避免突如其来的眩晕造成的站立不稳而跌倒。

部分老年人由于衰弱、平衡能力差或是术后、偏瘫、患关节炎等，使用拐杖已不足以保证其安全，这时就需要使用行走辅助设备。

行走辅助设备由于承担了上半身部分重量，可以减轻低位肢体关节如膝关节由于承重而引起的疼痛。另外，使用行走辅助设备，有利于提醒行驶的车辆主动礼让，增加老年人的安全性。

使用原则

行走辅助设备最好由医务人员对老年人的步态、肌力、平衡能力和疼痛情况做出评估后推荐使用。不鼓励老年人自行购买或借用行走辅助设备。

关节炎、低位肢体骨折或关节置换术后患者。躯体承重时过度疼痛、腿部肌肉力量和控制能力减弱、重心不稳、呼吸短促、视力下降、衰弱的老年人。

适用人群

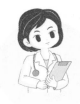

小贴士

行走辅助设备品种多，功能各异，如果选择和使用不当，反而增加跌倒危险，应当在专业人士指导下选购和使用。

初次使用，老年人应确保掌握正确的使用方法，家人或照护者应在旁边予以保护。

走路时放慢速度，眼睛看前方。无论室内室外，尽量选择平坦、干燥的路面。

各种类型的行走辅助设备。

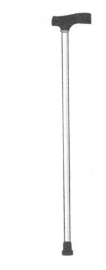

单脚手杖
（木制或金属制造）

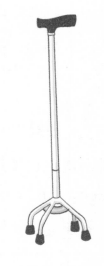

四脚手杖
（尖端分为四脚）

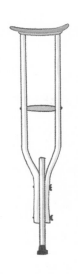

腋下型拐杖
（夹在腋下，用手控制）

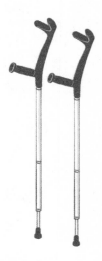

加拿大式拐杖
（用手和前臂控制）

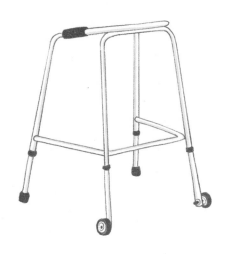

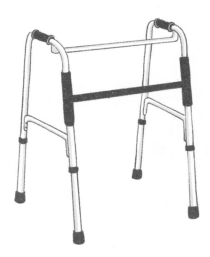

脚轮型助行器
（装有小脚轮，可以用手
推动前移的设备）

无轮型助行器
（没有轮子，每向前挪动
一次，就前移一步）

轮椅应用有讲究

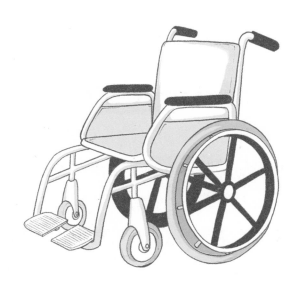

选择一款合适的轮椅看似简单却大有学问，应注意以下几个尺寸。

座椅宽度　两侧应各比臀部宽约2.5厘米。如果座椅太宽，老年人的活动空间过大，容易因重心不稳而发生跌倒。

坐好后，膝关节应超过座椅的前缘约5厘米，有利于老年人站立。

座椅深度

扶手高度　扶手高度应高于肘关节2.5厘米左右。

轮椅上的正确坐姿：臀部应贴近靠背，上身挺直，双腿自然下垂。不正确的坐姿如前倾、后仰、侧歪，都容易增加跌倒风险。

老年人使用轮椅，要善于应用安全保护装置。无论何时，只要轮椅停下都应将轮椅刹车锁住，将轮椅制动。

此外，可以借助轮椅安全带，保持老年人在轮椅上的正确姿势，维护安全。

其他身体辅助设备

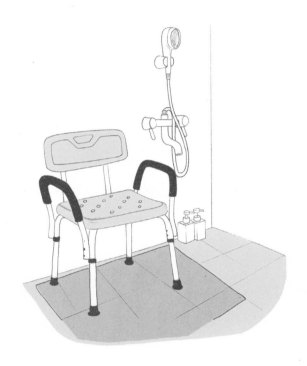

除行走辅助设备外，还有其他身体辅助设备可以帮助老年人，使他们活动更加安全便利，提高其独立性。

这些身体辅助设备包括：洗浴座椅和条凳、淋浴用椅、淋浴手柄、洗浴垫、浴室踏板、卫生间辅助设备、经过改进的餐具和烹调设备、加长的鞋拔、取物器、家电遥控器、可升降的椅子、翻身辅助器等。

眼镜

视力下降是老年人跌倒的重要因素之一。因此，对大多数老年人来说，眼镜在生活中必不可少。

- 老年人最好定期（至少2年一次）就诊，以保证能够佩戴最合适的眼镜。

- 视力不好的老年人在日常生活中要佩戴眼镜并保持眼镜清洁，不要总是不戴。

- 尽量避免在光线模糊的区域活动，夜间在室内活动要开灯，夜间起床去卫生间要佩戴眼镜。

- 对于那些因为患有白内障或其他眼部疾患而有飞蚊症的老年人来说，在户外戴太阳镜和带有宽沿的帽子可以极大地改善视力。

- 有的老花眼患者使用双焦或多焦点眼镜。双焦点眼镜在看中等距离物体时会使图像模糊，易导致跌倒。所以，建议准备两副眼镜：一副阅读时佩戴，另一副行走时佩戴。

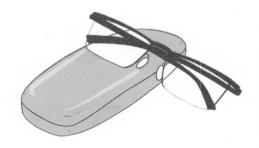

避免跌倒后"长躺"的警报装置

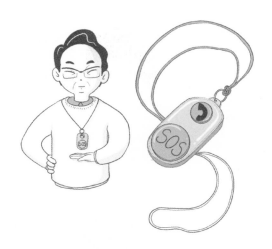

　　超过半数的老年人跌倒后，虽然没有马上受伤，但常在没有他人帮助的情况下自己不能从地板上起来，而发生"长躺"的危险。一种寻求帮助的办法就是使用个人警报装置，这个装置包括一个老年人随时可摸到的报警按钮。

- 将警报装置用绳子系在颈部或放在口袋中。如果老年人发生跌倒需要帮助，按动按钮，报警声会引起周围人和/或急救人员的注意。

- 在经常使用的房间地板上放置毯子，可以预防跌倒后在等待救援时发生体温过低，减少由于躺在地板上时间过长带来的伤害。

髋部保护装置

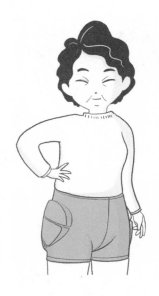

　　髋部保护装置在跌倒发生时会自动起到缓冲作用，减少跌倒引起骨折的可能性和其他损伤。

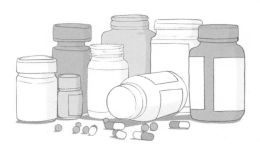

老年人用药的安全问题应引起重视，对于凡是能够引起跌倒的药物应不用或慎用，尤其在服用精神类药物时应更加慎重。

1 **遵医嘱合理用药**

老年人应明白服用多种药物可能增加跌倒的风险。在医生开药前，应向医生说明正在服用的药物，避免重复用药；平时服药时不要随意增减药量。

2 **主动了解药物致跌风险**

老年人应了解哪些药会影响神志、精神、视觉、步态、平衡等功能。如果医生开了新药物，要主动咨询新药是否会增加跌倒风险；养成查阅所服药物说明书的习惯，关注药物的不良反应，避免使用不适当的药物。

3 定期评估所服药物

患有慢性疾病的老年人，应定期请医生评估每一种药物的利弊，优选对中枢神经系统不良反应较少，以及不会引起体位性低血压的药物，并且用药剂量应降至最低有效剂量。

4 服药后注意防跌倒

同时服用多种药物或者服用作用于中枢神经系统、心血管系统等药物后，密切注意用药后的身体反应。此外，服用安眠药后，应及时上床休息，不宜再从事其他活动。

六　正确看待衰老，保持良好心态

　　不良心理状态也是引起老年人跌倒的一个重要因素。老年人能够正确看待跌倒并进行积极的心态调整，对于预防跌倒不可或缺。

1 **正确认识和适应衰老**

衰老是人体正常的生理过程，人体的生理功能和形态会随之发生改变，使得跌倒风险增加，这是每个人都会经历的普遍规律，老年人应以积极心态接受和逐渐适应这一自然过程。老年人应接受自己体力下降、反应力降低、需要人帮助的现状，知老服老不逞强。

2 不过度担心跌倒

老年人害怕发生跌倒，尤其是有过跌倒经历的老年人，会对跌倒产生恐惧，担心再次跌倒，甚至试图通过减少和限制活动"避免"跌倒发生。然而，长期减少活动，会导致本就处于衰退阶段的身体功能得不到锻炼，加快身体各项功能退化，反而使得跌倒风险更大，陷入"跌倒—恐惧—再跌倒"的恶性循环。

老年人应积极调整心态，向专业人士、亲属、朋友说出自己对发生跌倒的担心，寻求相关帮助；主动学习防跌倒知识；适度运动，提高抗跌倒能力，加强自身抗跌倒信心，消除跌倒导致的心理障碍。

3 保持乐观积极心态

老年人及其家属皆应积极维护家庭和睦，创造和谐快乐的生活状态，维持乐观积极的心态，避免老年人有太大的情绪波动，尽量减少老年人沮丧、焦虑等不良情绪。此外，老年人遇事不要着急，多点耐心，多些从容。

七 加强健康教育，提高防跌倒意识

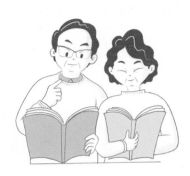

增强防跌倒意识，主动学习防跌倒知识

跌倒是可以预防的，老年人要增强防跌倒的意识。平时应主动学习预防跌倒的知识，多多关注身边开展的防跌倒宣传活动，掌握基本的防跌倒技能，养成防跌倒行为习惯。有过跌倒经历的老年人再次跌倒的风险较大，更应重视预防。

为促进老年人健康，预防老年人跌倒，国家卫生健康委员会疾病预防控制局、中国疾病预防控制中心慢性非传染性疾病预防控制中心组织专家编写了《预防老年人跌倒健康教育核心信息》。核心信息主要从积极运动锻炼、环境适老化改造、调整行为习惯、主动使用辅具、科学自救互救等方面提供科学防患老年人跌倒的知识，值得老年人参考学习。

老年人还可通过其他多种途径学习防跌倒知识，如阅读相关健康科普图书和杂志、观看或收听电视电台等媒体的相关健康栏目。

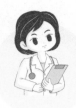

预防老年人跌倒健康教育核心信息

- 跌倒是老年人最常见的伤害，严重影响老年人的健康和生活质量。

- 跌倒的发生与老年人的身体功能、健康状况、行为和环境等多方面因素有关。

- 跌倒是可以预防的，要提高预防老年人跌倒的意识。

- 正确认识和适应衰老，主动调整日常行为习惯。

- 加强平衡能力、肌肉力量、耐力锻炼有助于降低老年人跌倒风险。

- 穿合身的衣裤，穿低跟、防滑、合脚的鞋有助于预防跌倒发生。

- 科学选择和使用适老辅助器具，主动使用手杖。

- 老年人外出时，养成安全出行习惯。

- 进行家居环境适老化改造，减少环境中的跌倒危险因素。

- 防治骨质疏松，降低跌倒后骨折风险。

- 遵医嘱用药，关注药物导致跌倒风险。

- 老年人跌倒后，不要慌张，要积极自救。

- 救助跌倒老年人时，先判断伤情，再提供科学帮助。

- 照护者要帮助老年人建立防跌倒习惯，打造安全家居环境。

- 关爱老年人，全社会共同参与老年人跌倒预防。

注：以上来源于《预防老年人跌倒健康教育核心信息》

定期体检

老年人需要每年做一次体检。目前，我国65岁及以上老年人在居住地社区卫生服务机构可每年获取一次免费的健康体检服务。通过定期体检，可以了解自己的健康状态，及时发现问题，尽早解决问题，预防疾病和跌倒的发生。

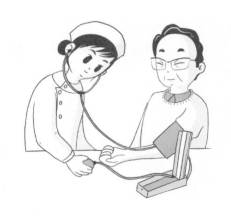

老年人进行体检时，除常规检查项目如身高、体重、腰

围、血压、脉搏外，还应重点关注视力、听力、心脑血管超声检查、骨密度检测、血生化检查（包括血糖、血脂等指标）、重要脏器肿瘤筛查（如胸部CT、腹部超声、胃肠镜检查、血清肿瘤标志物等）、妇科及男性前列腺检查。

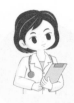

小贴士

老年人体检前注意事项

①体检当天应空腹，即8~12小时不摄入东西。体检前一天晚上，尽量保持平日的生活习惯，正常饮食，饭菜宜清淡，忌饮酒、咖啡和浓茶；体检当天晨起禁食，少喝或不喝水，勿运动，心平气和地到达医院等候采血。

②体检当天规律服药。多数老年人患有慢性疾病，需要常年服药，如降压药、降糖药、抗凝药等。老年慢性病患者应正常服药后再接受体检，且少量饮水不会影响体检结果，若是贸然停药或推迟服药，会对身体造成不良影响，甚至有生命危险。若体检项目是做胃肠镜检查，做检查之前不要服用阿司匹林

等抗凝药物，否则会增加出血风险。

③衣物穿戴有讲究。体检当天要穿宽松且上下分开的衣裤，方便心电图和超声等检查。在做胸透和拍摄X光片时，不要穿带钢圈的内衣；最好穿纯棉布料的衣服，而且外衣的胸前胸后不能有印花；不佩戴金银首饰，如耳环、项链等；不将硬币、打火机等小物品放在胸前口袋，以免影响诊断。若是需要磁共振检查，检查时不能穿戴任何带金属的衣裤，同时须去除义齿、义眼、手表、钥匙、手机等。此外，老年人体检时应穿大小适宜、舒适、防滑的鞋子，方便行走且预防跌倒。

及早预防和治疗疾病

疾病是引起老年人跌倒的重要原因，保持健康体魄，积极预防疾病，对防跌倒具有重要意义。

老年人应了解疾病可能造成的跌倒风险，尤其平时要多关注帕金森病、脑卒中、冠心病、阿尔茨海默病、骨关节病和视听功能障碍等这些易引起跌倒的常见疾病的预防保健知识。

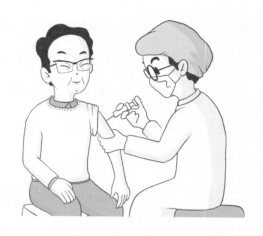

老年人若发现身体出现异样，应提高警惕，不应讳疾忌医。与患一种慢性病的老年人相比，患有多种慢性病的老年人发生跌倒的风险更高，尤其是患有心脑血管疾病、神经系统疾病、骨关节疾病、肌少症以及视听功能障碍的老年人，更应尽早治疗疾病，预防跌倒的发生。此外，发生跌倒后，无论受伤与否，都要及时告诉家人和医生，在家人和医生的帮助下做一次全面检查，排查跌倒是否由某种疾病引起。

防治骨质疏松

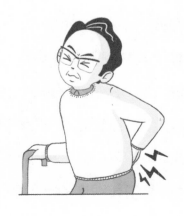

骨质疏松是老年人常见的一种全身性骨骼疾病，会增加跌倒后骨折的风险，老年人平时要加强防治骨质疏松的意识。

1 **重视营养**

应均衡饮食，选择适量蛋白质、富含钙、低盐的食物，如奶制品、豆制品、坚果、蛋类、瘦肉等。若饮食摄入不够，可适当补充钙剂。

2 **充足光照**

老年人应多多进行户外活动，建议在上午 11:00 到下午 3:00 间，尽可能多地曝露皮肤，晒 15 ~ 30 分钟，每周 2 次，享受足够的户外光照，以促进体内维生素 D 的合成和钙的吸收。若是条件不允许，也可以适当补充维生素 D 制剂。

3 规律运动

若是身体情况允许，老年人可在平地快走、户外健步走、打太极拳或跳广场舞；若是身体条件不好，也可以做一些低强度的抗阻运动，如腿部屈伸、踢腿、上举胳膊等，以达到增加运动量，改变久坐不动的生活方式。

4 日常生活注意

戒烟，限酒，避免过量饮用咖啡。此外，慎用影响骨代谢的药物。

预防肌少症

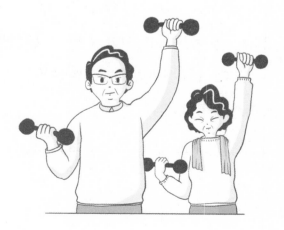

肌少症是老年人的常见病，会增加老年人跌倒、失能、死亡的风险。营养不良是肌少症发生的重要原因，也是干预的主要靶点。

保证总热量

老年肌少症患者的饮食总热量建议每天每千克体重20～30千卡，体形偏瘦的老年人可以增加至目标量的120%。

补充足量优质蛋白质

蛋白质是肌肉生长的"基础材料"，人体内的所有蛋白质都是处在合成和分解的动态平衡中，补充蛋白质对维持肌肉量有积极意义。肌少症老年人蛋白质的推荐摄入量是每天每千克体重1.2～1.5克，优质蛋白质比例最好能达到总蛋白质摄入量的50%。优质蛋白质来源于蛋、奶、肉、鱼等动物性食物，以及大豆及其制品。

　　单纯补充蛋白质带来的肌肉蛋白合成增加是短暂的，运动可以刺激和维持肌肉蛋白的合成。推荐以抗阻训练为主，如健身器材训练（包括哑铃、弹力带等），以及生活中的推、拉、拽、举、压等动作，每周至少3天进行肌肉强化运动。

预防衰弱

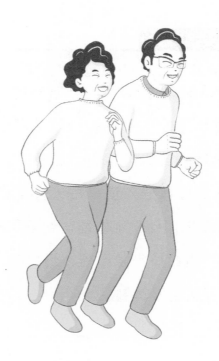

衰弱是一种即将发生失能、谵妄、跌倒、死亡等临床事件的危险状态，需要及时识别与干预。研究显示，65岁及以上老年人衰弱患病率为11.0%～14.9%，80岁及以上老年人达到20.0%～40.0%。

适量进行规律运动

抗阻训练和有氧运动是防治衰弱的一项重要措施。抗阻训练包括哑铃、重物提拉等。有氧运动指慢跑、游泳、太极拳等。运动可以提高身体摄氧量，增强心肺功能，改善身体各器官功能，尤其是骨骼肌、内分泌、免疫、心血管等系统。适量、规律是指一周进行3次锻炼，每次45～60分钟。

科学饮食

营养均衡可以改善老年人的营养不良和体重减轻，提高身体抗病能力，减少并发症的发生。补充蛋白质可以增加肌肉量，改善肌力。

培养良好积极的心态

老年人要对生活充满信心，积极寻找生活中的乐趣；根据身体条件和爱好，培养广泛的兴趣；学会远离烦恼，保持心胸开阔，情绪乐观；处理好人际关系，经常与朋友交流。

有效控制慢性病

一些慢性病如高血压、糖尿病、心血管疾病、恶性肿瘤等，都可能成为诱发衰弱的潜在原因。有效控制慢性病也是防治衰弱的重要措施。

Part 6

听书，扫一扫

发生跌倒，怎么办

　　老年人跌倒后，要保持冷静，感知一下自己的肢体活动度，缓缓活动一下身体各部位，看看有没有受伤、还能不能站起来。没有受伤或受伤较轻者，可以自己站起或喊身边的人协助站起来。如果受伤较重或骨折了，必须第一时间寻求他人帮助，及时拨打120，呼叫专业人员前来救护。老年人发生跌倒后，无论受伤程度轻重，都应在家人或专人陪同下到医院进一步诊治，查找跌倒的危险因素，评估跌倒风险，制订防治措施及方案，尽量避免再次跌倒。

一 老年人跌倒后如何起身

　　老年人如果跌倒了，不要惊慌，保持冷静，仔细考虑自己的处境，感受一下自己有没有受伤、受伤程度是否严重，评估自己是否还有能力站起来。如果尝试着能站起来，找地方多休息一会儿，恢复体力。

1 如果背部着地，那么就弯曲双腿，挪动臀部到放有毯子或垫子的椅子或床边，然后使自己较舒适地平卧，盖好毯子，保持体温。条件允许，可向他人寻求帮助。

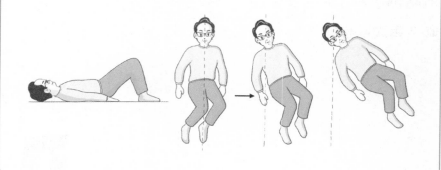

2 休息片刻，体力恢复后，尽力使自己向椅子或床边的方向翻转身体，使自己变成俯卧位。

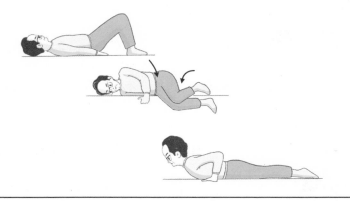

3 双手支撑地面，抬起臀部，弯曲膝关节。

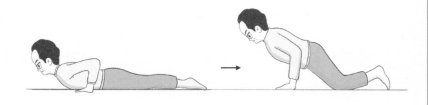

4 以椅子或床为支撑，尽力站起来。

5 休息片刻，部分恢复体力后，打电话寻求帮助，其中最重要的是报告自己跌倒了。

跌倒后无法起身，怎么办

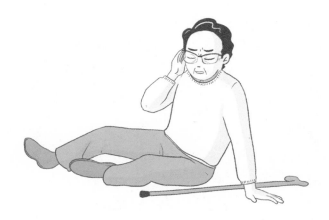

　　老年人跌倒后，如果通过尝试，自己站不起来，或者站起来有一定危险，或者发现自己严重受伤如骨折、剧烈疼痛，这时一定不要勉强站起来。

　　可通过打电话、大声叫喊、敲打房门、吹哨子、按响个人报警器等方式，联系家人、邻居或路人寻求救助，严重者可拨打120，直接前往医院寻求救护。

　　在家人或救护人员到来之前，可选择一个舒适的体位，使自己较舒服地平躺，盖好衣物，保持体温，等待救援。

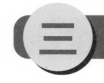

三 面对跌倒的老年人，应该怎么办

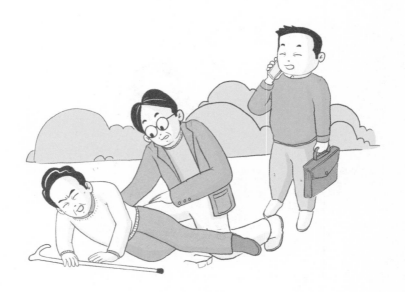

  对于非专业救护人员，若是发现跌倒的老年人，第一时间不要着急扶老年人起身，以防其受到二次伤害，如可能造成颈椎或肢体的错位损伤。

  首先需要先观察老年人的意识和伤势。

  如果跌倒的老年人意识清楚，应进行以下处理。

1 询问老年人跌倒的情况及对跌倒过程是否有记忆，如不能记起跌倒过程，可能为晕厥或脑血管意外，应立即护送至医院诊治或拨打急救电话。

2 询问并观察老年人是否有剧烈头痛、口角歪斜、言语不利或手脚无力等提示脑卒中的情况，如有，即刻扶起患者可能会加重病情，应立即拨打急救电话。

3 发现老年人有外伤、出血，立即给予止血、包扎，并护送至医院进一步处理。

4 查看有无肢体疼痛、畸形、关节异常或肢体位置异常等提示骨折的情形。如无相关专业知识，不要随便搬动，以免加重病情，应立即拨打急救电话。

5 查询有无腰疼、背疼、双腿活动或感觉异常及大小便失禁等提示腰椎损害的情形。如无相关专业知识，不要随便搬动，以免加重病情，应立即拨打急救电话。

6 若跌倒老年人试图自行站起，可协助其缓慢起立，坐位或卧位休息并观察，确认无碍后方可离开。

7 如需搬动，须保证平稳，尽量平卧休息。

如果老年人意识不清，此时应立即拨打急救电话，然后给予以下相应处理：

1 有外伤、出血，立即止血、包扎。

2 有呕吐，将患者头偏向一侧，并清理口、鼻腔呕吐物，保证呼吸通畅。

3 有抽搐，将患者移至平整较软地面或身下垫软物，防止碰伤或擦伤，必要时牙间垫硬物，防止舌咬伤，勿硬掰抽搐肢体，防止肌肉或骨骼损伤。

4 如呼吸、心跳停止，立即行使胸外心脏按压和口对口人工呼吸等急救措施。

5 如需搬动，须保证平稳，使患者尽量平卧。

发生跌倒的老年人均应在家庭成员或专人陪同下至医院进一步诊治，查找跌倒的危险因素，评估跌倒风险，制订防治措施及方案。

四　如何处理跌倒后造成的各种损伤

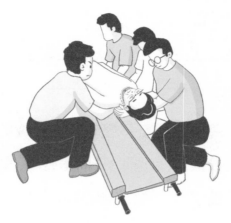

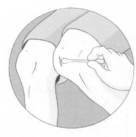

外伤的处理方法

清创及消毒

　　表皮外伤，用双氧水（即过氧化氢水溶液）清创，红药水消毒止血。

止血及消炎

　　根据破裂血管的部位，采取不同的止血方法。①毛细血管：只需贴上创可贴，便能消炎止血。②静脉：静脉破裂后，血一般是从皮肤内流出来的，必须用消毒纱布包扎后，吃些消炎药。

③动脉：动脉一旦破裂，血是呈喷射状喷出来的，必须加压包扎，急送医院治疗。

扭伤及肌肉扯伤的处理方法

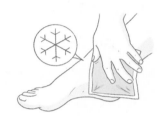

扭伤及肌肉扯伤时，要使受伤处休息，可用冷敷减轻痛楚，在承托受伤部位的同时，可用绷带扎紧。

骨折的处理方法

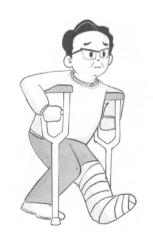

骨折部位一般都有疼痛、肿胀、畸形、功能障碍等表现，骨折端刺破大血管时还可能发生大出血。骨折或疑似骨折时，要避免移动伤者或伤肢，对伤肢加以固定与承托（有出血者要先止血后固定），使伤者在运送中不因搬运、路途颠簸而使断骨刺伤血管、神经，避免二次损伤，以免加重病情。

颈椎损伤的处理方法

跌倒时，可引起腰椎、胸椎、颈椎损伤，以颈椎损伤最为严重。

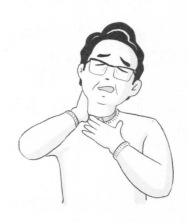

跌倒时，若头部着地可造成颈椎脱位、骨折，多伴有脊髓损伤、四肢瘫痪。必须在第一时间通知急救中心速来抢救。

现场急救时，应让伤者就地平躺或将伤者放置在硬质木板上，颈部两侧放置沙袋，使颈椎处于稳定状态，保持颈椎与胸椎轴线一致，切勿过伸、过屈或旋转。

颅脑创伤的处理方法

受伤较轻者，会出现脑震荡，一般无颅骨骨折，可伴有轻度头痛头晕，若昏迷，也不会超过30分钟。受伤较轻者，颅骨骨折可致脑出血、昏迷不醒。

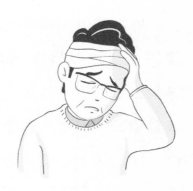

对颅脑创伤者，要分秒必争。通知急救中心前来及时抢救。要保持患者安静卧床，不做不必要的搬动和检查，保持伤者呼吸道通畅。

五　跌倒损伤治愈后如何进行功能锻炼

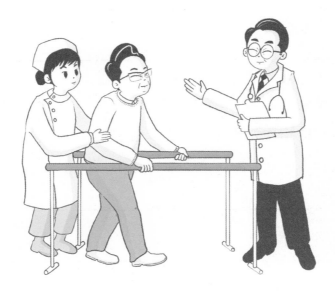

　　老年人跌倒后如果发生骨折或关节损伤，肢体在相当一段时间内会暂时丧失功能。随着损伤的痊愈，患者应该在医护人员的指导下通过自主锻炼逐步恢复肢体功能。

1 跌倒受伤后 1~2 周内，进行患肢肌肉的收缩与舒张活动，以促进患肢血液循环，帮助消肿，防止肌萎缩，避免关节僵硬。

2 2 周后，患肢肿胀消退，局部疼痛逐渐消失，在医护人员的指导和帮助下，逐步活动上、下关节，活动应缓慢，活动范围应由小到大。

3 后期主要形式是加强患肢关节的主动活动锻炼，使各关节能迅速恢复正常活动范围。